未来型治療で難病克服!!

命をひらく頭皮針

自律神経免疫治療研究会会長
永野医院 院長
永野剛造

三和書籍

はじめに

頭皮のツボに鍼を打つ!?

それが、肩こりや腰痛といった慢性の疲労にとどまらず、さまざまな難病に効果を発揮する。

「脳梗塞を発症後、できるだけ早く頭皮針治療をすることで、スムーズな回復が望める」

「何をしても治らなかった円形脱毛症。驚くべきことに、鍼を刺すだけで新しい頭髪がみるみる、お目見えした」

「将来のある赤ちゃんや子どもの、先天あるいは後天的な運動機能障害がよくなり、周囲の喜びはひとしお」

「長年、苦痛とともにつきあってきたリウマチが完治した」

その他にも、突発的な事故による麻痺など、西洋医学がさじをなげた障害や症状が、頭皮針治療を続けることで思わぬ僥倖を手にしたという実例が、にわかには信じられないかもしれないが、たくさんある。

頭皮針とはどんな治療法なのであろうか。

なぜ万病に効くのだろうか。

その治療を受けた人は、その後どのような暮らしをしているのだろう。

現状における課題はどのようなもので、その対策はどう進めるべきだろう。

中国では鍼治療は４０００年の歴史を持ち、各医療機関において、現代の難病の代表格であるガンの治療にも用いられるほど、長きにわたってポピュラーな治療法であり続けている。

一方、日本においては、医療機関で鍼治療を用いれば「混合診療」とみなされ、保険治療の対象外となったり異端視されたりして継続した治療をしにくい現状があることは否めない。

しかし今、西洋と東洋の叡智を融合させる試みは、医療以外の各所で見られる。

治療法にもそのようなアイデアがとり入れられてくることは、難病を抱えた本人やその家族だけでなく、一般的な病気やケガで医療を利用する者にとっても福音である。

この本では「頭皮針治療」にさまざまな角度から光をあて、あまり知られていない、その素晴らしい効果と、日本においてそれを取り巻いている実状を紹介していく。

命をひらく頭皮針　目次

第2章　頭皮針治療との出会い——41

～症例ルポ～

第3章　円形脱毛症と向き合う―― 117

第5章　頭皮針治療の展望と可能性

第 1 章

頭皮針ってなあに？

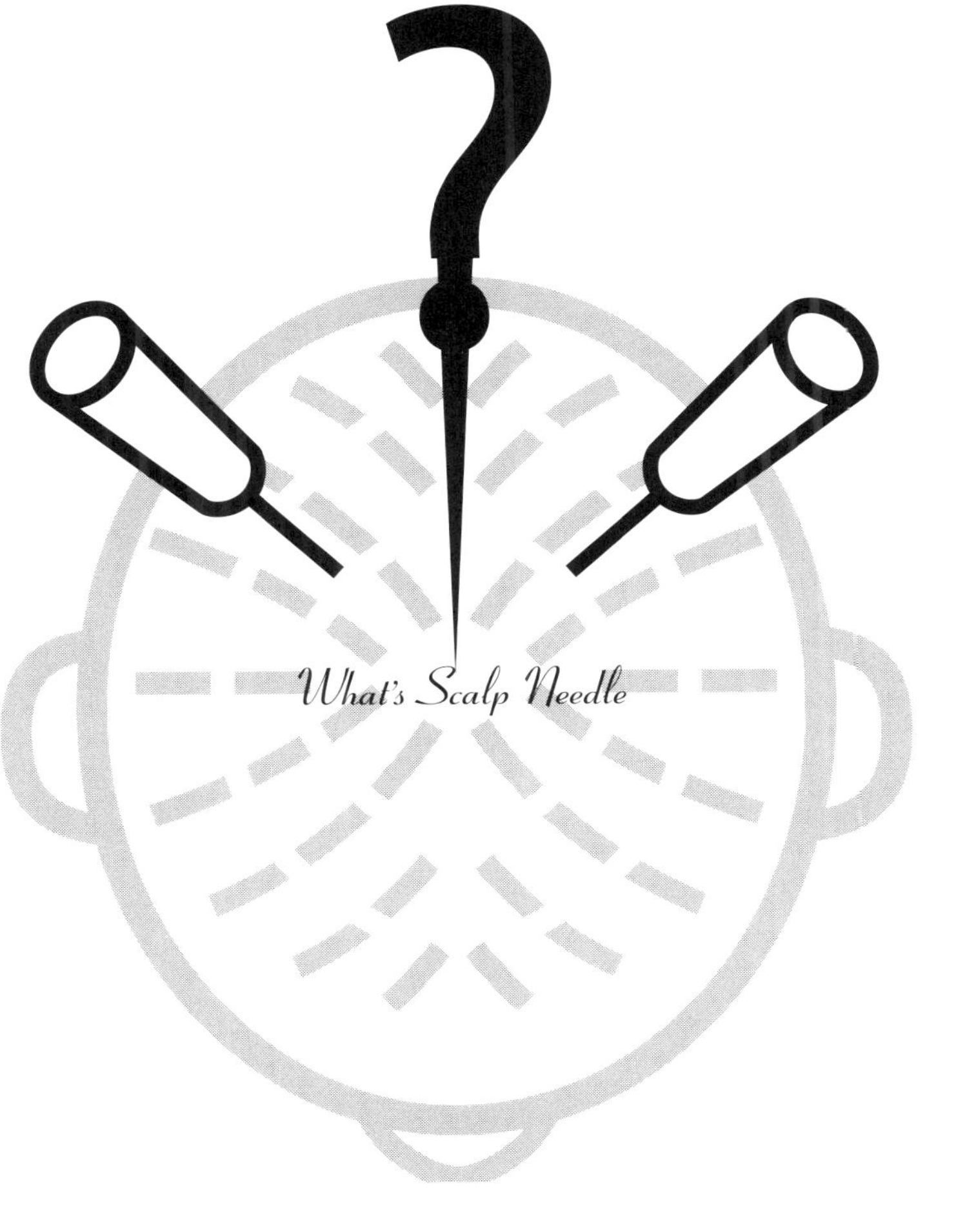

頭皮針療法を理解するために

頭皮のツボは鍼灸の基本点

頭皮針療法は、頭皮（有髪部分）に鍼を刺すことによって、病気や障害を治療しようとする方法です。東洋医学の考え方において、頭皮は「気血の集まっているところ」とされ、「頭は精明（叡智の意）の府」であり、「五臓六腑の精気は皆上りて頭に注ぐ」とされます。

気血をめぐらせ、陰陽を調和させ、経絡の流れをよくしながら、快方に向かわせる治療が「頭皮針」なのです。

頭皮針療法の起源は、鍼灸の始まった時代にまで遡ることができます。頭部の有髪部分は、経絡がめぐっている場所です。身体の各部につながるツボが分布しています。人体の「気」が集まるところであり、内外に出入りするところです。

したがって鍼灸治療の基本というべき頭皮のツボに鍼を刺すことで、疾病を治療する目的に適うというわけです。

これらのことから考えると、頭皮針療法の起源は、鍼灸療法の始まった時代であるといえるでしょう。

とはいうものの、頭皮針療法がひとつの専門療法として登場したのは、1950年代~1970年のはじめと比較的最近のことです。複数の鍼灸関係者らにより、とくに、脳に原因があって起こるさまざまな疾病（脳原性疾患）に効果があることが実証されていきました。

もちろん脳だけでなく身体のさまざまな疾病においても、作用があることも確かめられました。

どのようなことがらにもあてはまりますが、頭皮針療法が登場し、認知され発展していく中で、少しずつ違いを持つさまざまな流派ができていきました。

頭皮針療法は、中国国内に広く普及し応用されるようになっていましたが、国外にも広まっていきました。そのような流れの中、中国鍼灸学会はWHOの委託を受けて、頭皮針に関する国際標準方案を制定しました。

専門家が集まり討議・研究しながらそれぞれの流派の共通点をとり入れて組織・制定したのが「中国頭皮針施術部位標準化方案」です。

具体的にはこのとき、14本の治療線が定められました。さらに１９８４年には、世界保健機構の西太平洋地区の第一回穴名工作会議においてこの方案が採用されました。

これが「頭皮針穴名国際標準化方案」が制定された経緯です。

国際標準化方案では、頭針は、頭穴を刺激ラインとし、刺針操作では１・５から２インチ鍼を多く使って、頭皮に対して30度角で刺していきます。鍼が帽状腱膜下層へ達したら、刺激ラインに沿って必要な長さだけ入れ、１分間、２００回の速さで捻転しながら鍼を動かしていきます。

患者はこの快速捻転法によって、短い時間で一定の刺激量を受け取ることができます。

頭皮針治療の標準治療線

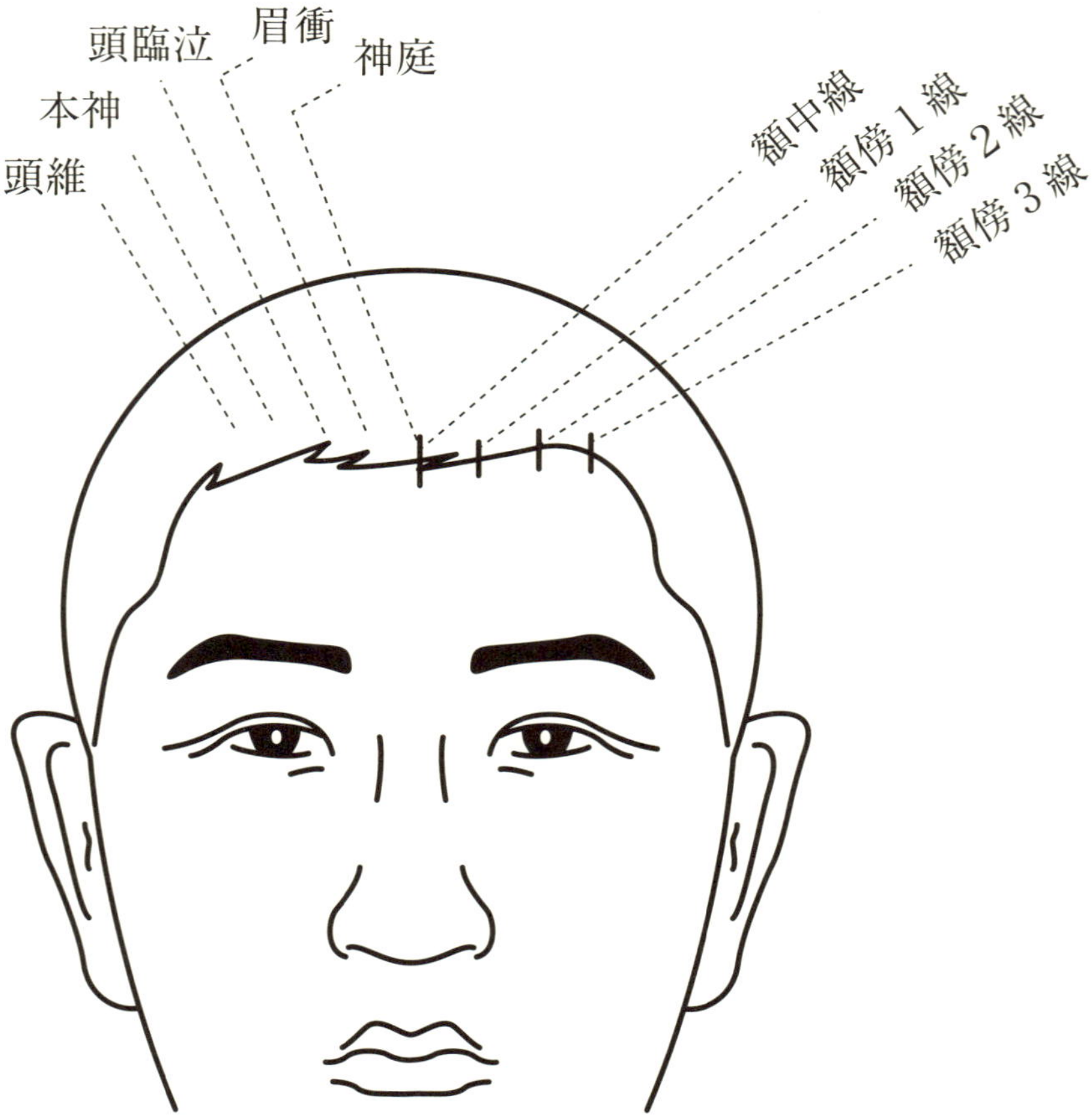

額（前額）区	
額中線	（中央・１本）
額傍１線	（左右各１本）
額傍２線	（左右各１本）
額傍３線	（左右各１本）以上７本

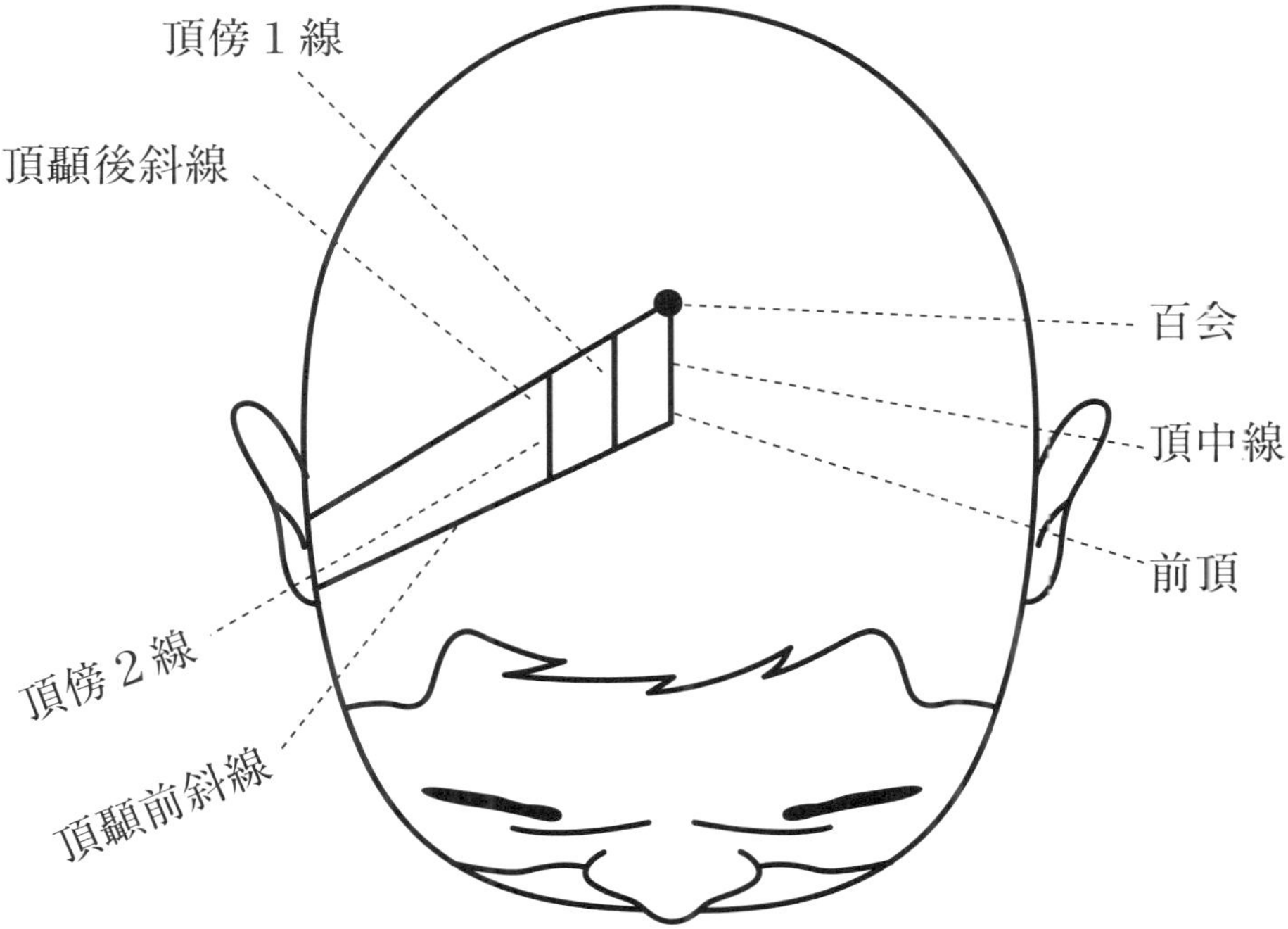

頭　頂　区	
頂中線	（中央・１本）
頂傍１線	（左右各１本）顳
頂傍２線	（左右各１本）
頂顳前斜線	（左右各１本）
頂顳後斜線	（左右各１本）以上９本

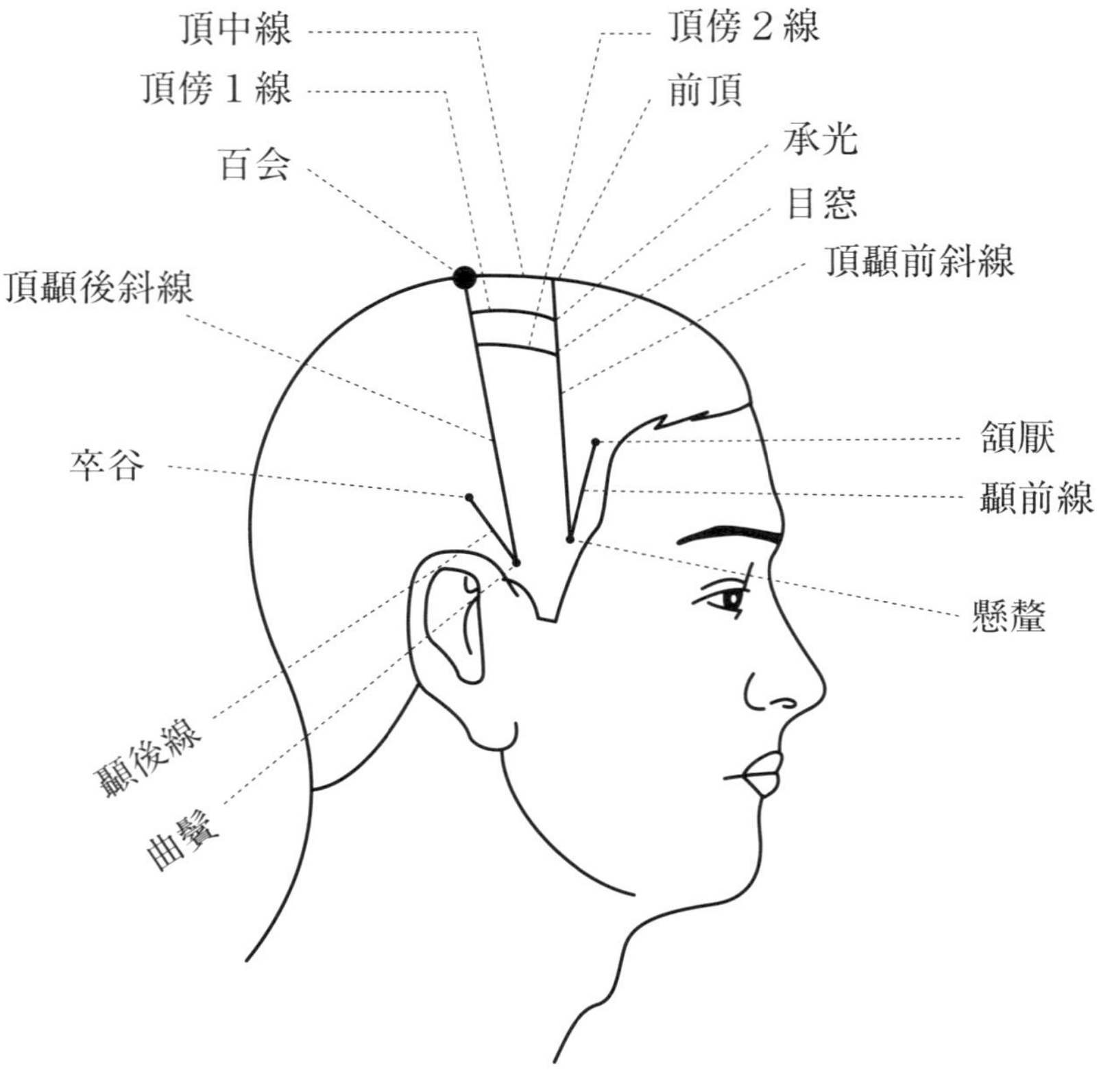

顳（側頭）区	
顳前線	（左右各１本）
顳後線	（左右各１本）以上４本

標準治療線は、伝統的な鍼灸理論をベースに据え、国際標準化方案を基礎として、頭部をめぐる経脈の流れをとらえたものです。

「朱氏頭皮針」では、頭部の有髪部位への透刺療法が特徴です。また、補助手段として「導引」「吐納」といった操作手法を行うことがユニークな点といえるでしょう。

治療法として完成しており、学びやすく適応症が多く、効果が非常に高い点で患者はもとより医師や鍼灸師からの期待が高まっています。

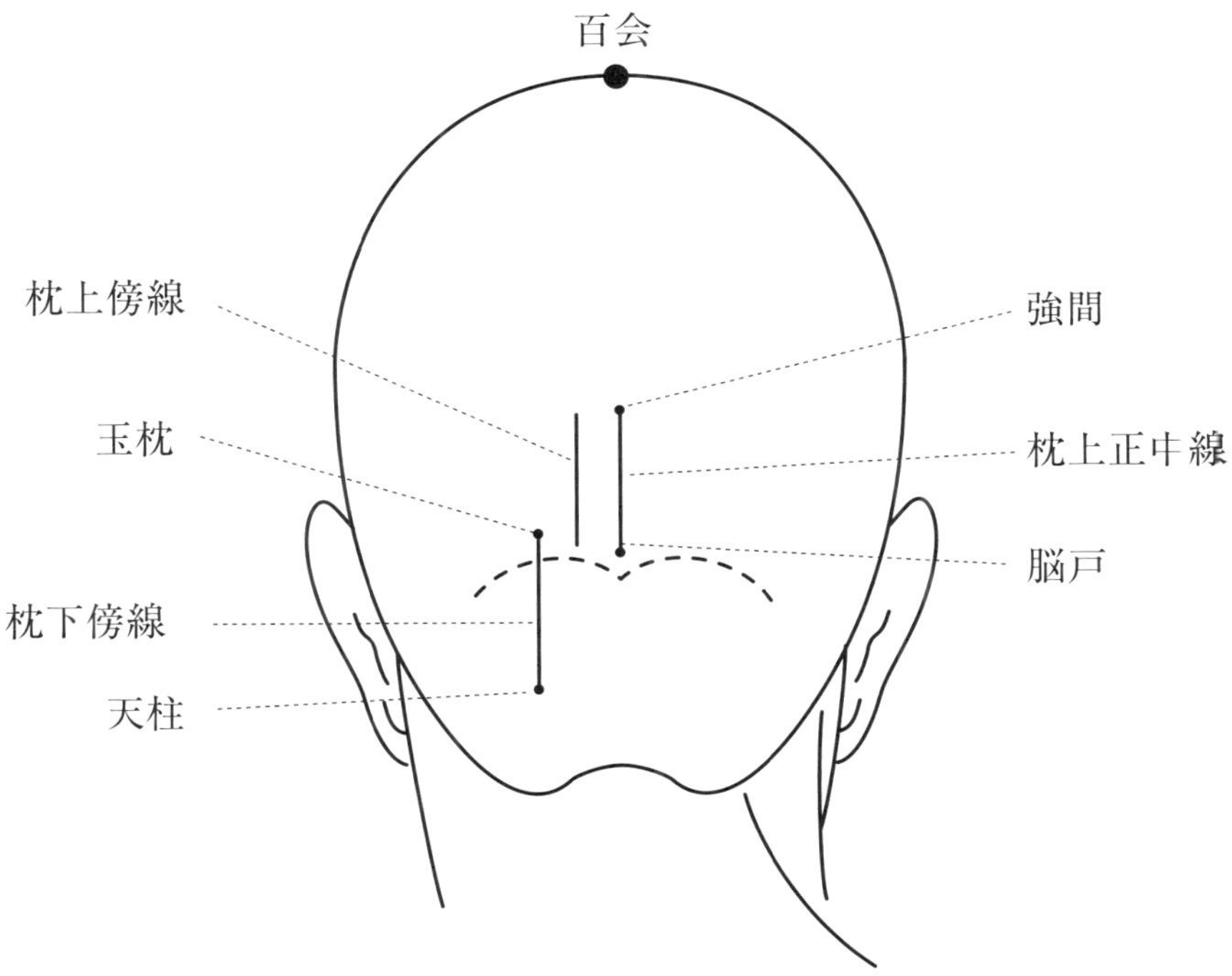

枕（後頭）区	
枕上正中線	（中央・1本）
枕上傍線	（左右各1本）
枕下傍線	（左右各1本）以上5本

世にも不思議な頭の鍼治療

頭皮針治療との出会い

１９８９年、もともと麻酔科・皮膚科が専門の私は、鍼灸師と一緒に、円形脱毛専門のクリニックを始めました。大学病院にいた１９８０年頃から、私は円形脱毛症に取り組んでいましたし、円形脱毛症に特化した閻三針のことももちろん知っていました。

北京の閻世燮《エンスーシエ》という医師がめざましい成果を上げていました。私は、大学病院にいて「星状神経節ブロック」という治療法を皮膚科の医師と一緒に始めていたところでした。その神経ブロック療法で最初の患者が３カ月で治ったことから、効果を実感し、鍼治療も含めて専門的にやりたいと思っていたところで、とてもいいタイミングでした。

そうしているうち、１９９１年頃に、頭針療法で有名な朱明清医師が中国から来日され、その治療を見学できる機会があったわけです。なかなか見学できないものですが、これを間近で見て、朱氏頭皮針が効果的だということがわかりました。数値的なところでいうと、70％の人が効果を実感しているというデータがありその有効性が実証されています。

一方、同時期、私の勤めていた病院に理解ある医師がいて、個人的に鍼治療を臨床で応用していました。

病棟に入院中の患者さんの中にサーフィン中に海で溺れた人がいて、日夜ベッドで奇声を発するなど、騒いでいるような状態でした。

「やれることをやってみよう」ということになり、私がこの人の治療をすることになり、院長とも相談して頭皮針を行うことになりました。寝たきりだった小林英樹さんは、車椅子に自力で乗れるようになるなど、めざましい回復をされました。小林さんの「奇跡」は、１９９３年、テレビのニュース特番でも放映され、話題となりました。

保険診療と混合診療

しかしそのうち、この病院でも頭皮針治療はやりにくくなりました。保険医療を基本としている病院でやろうとすると、混合診療になり、保険内の診療まで含めて保険がきかなくなるため、なんらかの圧力がかかって止められてしまうのです。

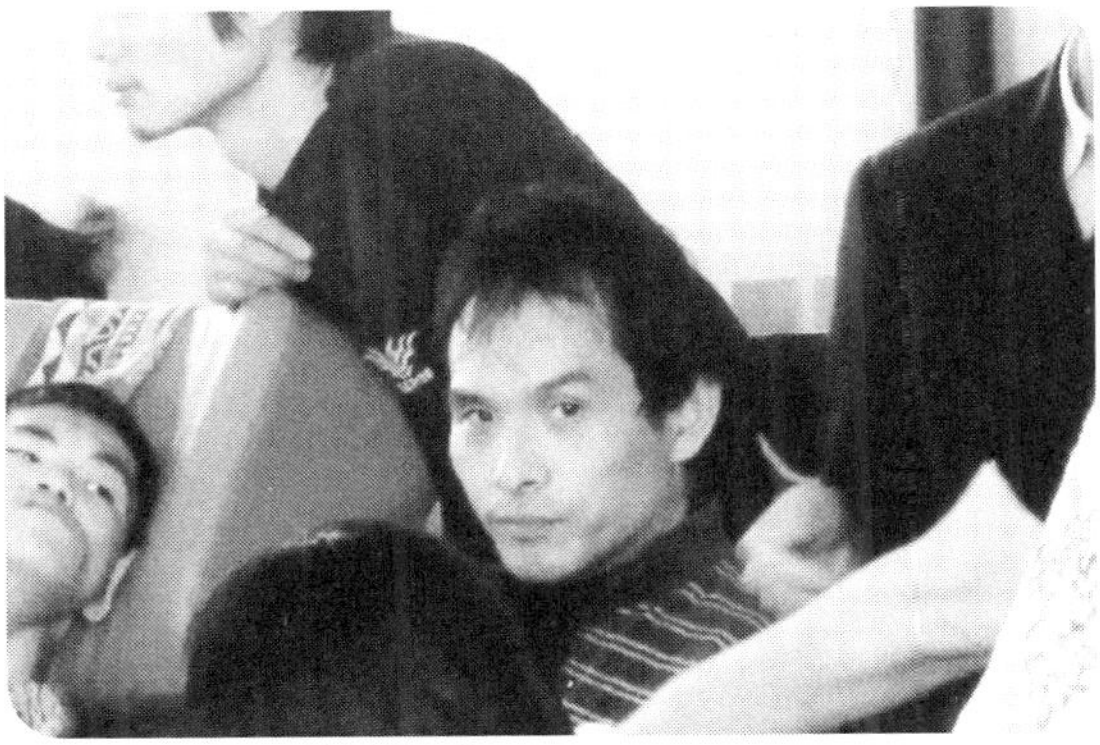

50歳になった小林英樹さん

頭皮針は症状によっては1回で劇的に効くことも多いのですが、保険内の治療で時間が経ち、拘縮が強くなった場合などは、少なくとも20回以上の継続した治療が必要になってきます。日本の保険医療の中では、保険外の鍼治療がなかなかできないので、志を持つ医師らは悩んでいました。

私は、「頭皮針を広めたい」という思いから、各地への出張治療も試みました。２００９年には依頼があり、福島県いわき市まで、夕方6時に東京を出て、特急ひたちに乗り何回か通いました。

患者さんは脳出血の片麻痺でそろそろリハビリを開始するという時期でした。リハビリを始める早いタイミングで頭皮針を試みたのが功を奏したようで、この方は1回の施術で麻痺の手が動きました。

月に一回くらいの往診でしたが、その後もどんどんよくなって周囲の皆さんも驚いていました。頭皮針治療の効用の理解者であるその方の奥さんは「なぜこの治療が広がらないのでしょう」と悔しそうに話しておられました。私はこの様子が今でも印象に残っています。

今は福島原発のある場所として有名になった福島県大熊町でも、木を

関節拘縮　関節の周囲の軟部組織（関節包、靭帯、筋、腱、皮膚）の変化（萎縮、癒着）により、関節の可動性が制限されてしまうこと。皮膚性拘縮、靭帯性拘縮、筋性拘縮、神経性拘縮などがあり、弛緩性、痙性、反射性のものがある。

切りに山に入っていたときに事故にあい、胸椎の脊髄を損傷した患者さんがいました。

リハビリの専門家である理学療法士から「生涯、車椅子生活を覚悟してください」と宣言され、奥さんが介護していましたが、月に1回、私の治療を半年くらい続けたところ、少しずつよくなり、今は補助の杖を使って自力で歩いています。

しかも自分で車を運転してどこへでも出かけるのですから、「生活の質」という点でも「天国と地獄」、車椅子生活だったらどうなっていただろうと、考えただけでも恐ろしいとご夫婦でおっしゃっています。

もちろん、障害が起きてから長い時間が経って拘縮している人は、効果が出るのに時間がかかることはあります。

出張治療ではこんなケースも

塚本慈光さんは、大学ラグビーの選手だったのですが、1年生のときスクラムを組んでいて下敷きになり、首の骨を折って首から下がまったく動かない状態でした。

事故から10年近く経ってから紹介を受けて私は彼と出会い、頭皮針を月に1回ですが何回か治療を行い、それによって自律神経をととのえる

関節強直
関節を構成する骨や軟骨に病変を生じ、その結果、関節が動かなくなったり、動く範囲が著しく制限された状態。線維性強直と骨性強直がある。

ことができました。それ以前は、リハビリの先生が訪問リハビリをしてくれていたのですが、起こされると血圧が下がって脳貧血になってしまうため、リハビリが進みませんでした。そのときには尿が出にくくなっていたのですが、頭皮針をするようになってから自力で出せるようになりました。

今は状態がよくなってきていて、不自由な手で絵を描く仕事も始めて、大変前向きに生きています。彼は非常に能力のすぐれた人で、素晴らしい絵を描いてカレンダーや絵はがきなどに採用され、大好評を得ています。

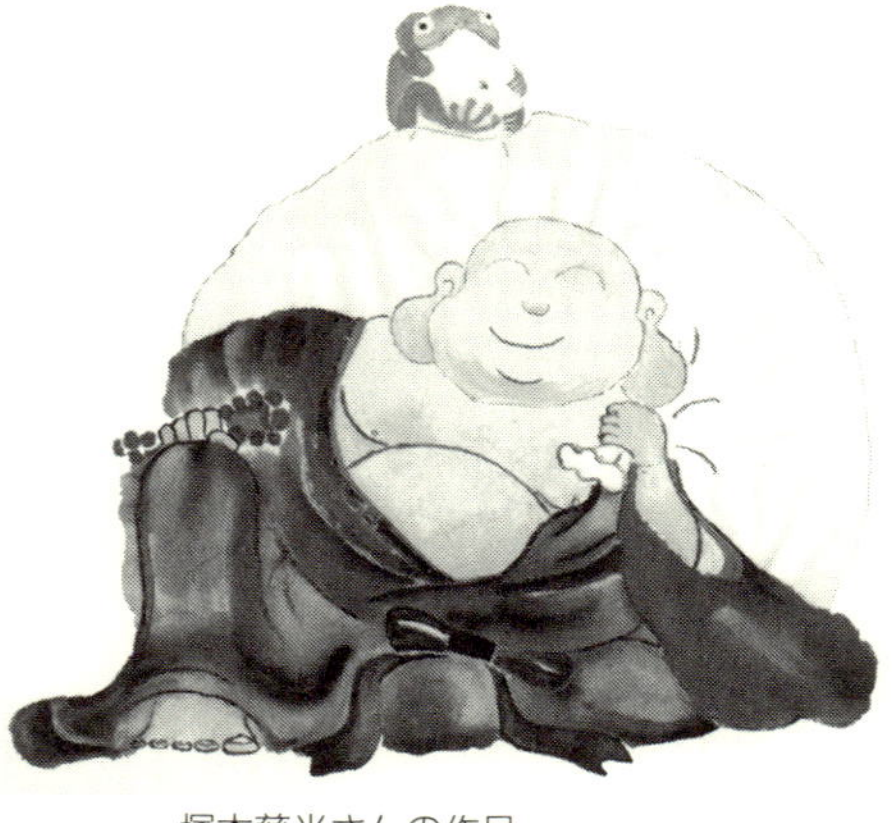
塚本慈光さんの作品

「気」の医学について

「気」はわからないという人は大勢いると思いますが、スポーツにたとえるとわかりやすいですね。

たとえば相撲です。力士が四股をふむ4～5分の間に気を上げていきます。

「はっけよいのこった!」で肉体と肉体がぶつかりますが、その前に気の勝負はついているわけです。気合の勝負です。スムーズな気の流れがないと、力も出ないですからね。

＊日本相撲協会では、「はっけよい」を「はっきょい」＝発気揚々の意味と捉えている。

頭支針も同じような原理を使っていると思います。鍼を打ちながら、動かない患者の手を「頑張れ、頑張れ」と動かし、患者自ら「気」を出させるようにします。気が出てきたとき、逃さずサポートをするのです。つまり、エネルギーの流れをつかんで、上げてやる。そこがコツなのですが、それを何回もやっていくと本格的に「気の流れ」が表れてくるのです。

本人がやる気があって「肘を曲げて、力入れて」というふうにやっていくと、最初はできなくても、続けてやっているうちにできてくるのです。鍼は真ん中（正中）の気が一番大事です。今は真ん中の２本の鍼を動かして気を流すことができるようになりました。

ＰＮＦ（固有受容性神経筋促通法）というリハビリの方法にもありますが、その方法と共通するところも多いのではないでしょうか。

ＰＮＦについては、１０３頁からの解説も参照してください。

施術者はその感覚が大事なのです。ここだという、患者さんの「気」をつかんで動かしていくことさえできれば加速度的に効果が出てきます。

患者自身の力が出たときを逃さないで動かすのがポイントです。

鍼を打つだけだったら駄目で、拘縮状態がだんだん回復してくるように動かしながらサポートをするわけです。施術者も練習が必要ですが、

気　（その１）われわれの世界に充満するエネルギーのこと。この見えないエネルギーを「気」と呼んでいる。自然の中では「空気」「天気」「気候」「陽気」「寒気」、人に関わるものでは「元気」「病気」「気合い」「気持ち」「気心」「気配」。私たちの生活の中に常に登場してくる。

若い人は感覚のいい人も多いのでマスターできると思います。

この促通現象を利用したやり方が功を奏すると、気が一段スッと上がってくるのがわかるようになります。気が止まっていて、流れなくなっている状態では、いくら筋肉を動かそうと思っても自分の意志が筋肉には通じません。

鍼の操作と並行して「導引」「吐納」「運動」を行うことです。

患部を動かしてみる、問題の場所に意識を集中させる、ということを行いながら鍼を打ち、24時間置針（鍼を刺したままにすること）することで気が流れるようになるのです。

気が流れるとおのずと筋力もアップしてきます。

緊張をとりスムーズな動きを復活させる

ちょっと難しい話ですが、我々の日常は「感覚」「感情」「思考」「行動」という4つのパターンから成り立っています。通常では、思考の後に「やろう」とする具体的な動作があります。

正常な人では問題にならないことですが、神経障害で神経に異常な緊張のある患者さんでは、やろうと思ったときに思ったとおりのことができません。つながりがうまくまわっていないからです。

このあたりを克服する、よけいな緊張をとるという効果が鍼にはあります。

頭に鍼を刺しながら刺激してバランスをとりながら30分から1時間、ここぞと思ったときに患部を動かすと、一発で相当のところまで「気」は上がってきます。

本当に治そうと思えば続けて治療を行うことが必要になります。難治例の人もきましたが、本人が心底「治したい」と思う人でないと治りません。エネルギー体の中の一番大きなものは心ですから、本人の意志が一番大切です。やらせようとするとうまくいきません。

治療をする上でいくつかの悩みのタネがあります。

家族が連れてこないと通院できない人も多いのでなかなか治療が続かないのが現状で、ここが私にとっても悩みです。

交通事故や高齢者など治療の症例は多いですが、継続しないで1回きりの人もいるので満足な記録がなかなかとれません。

保険診療の範疇で鍼治療なども同時にやろうとすると「混合診療になる」ということでどこの病院でも断られてしまいます。本来、医療は必

導引、吐納、運動

中医学の重要な構成要素で、古代の医家が養生保健をはかり、病気を治癒するのに用いた方法。患者自ら行う身体運動、医者らがサポートする身体運動、自他から働きかけるあんま、呼吸法（清気を吸入し濁気を排出する）、現代的には「気功」にそのノウハウとエッセンスが伝わっている。頭皮針を学ぶ人は身につけたい。

要な人のところに届くべきものなのですから、何かが歪んでいますね。

西洋医学の範疇となっているリハビリとも方向は同じなのにセクショナリズムのようなものが邪魔をする場合もありました。

私もいろいろと試行錯誤を重ねてはきたのですが、うまくいきそうでなかなか思うようにはいきません。

現行では、混合診療という制約があって、病院の中では保険以外の治療をやってはいけないのです。

しかし希望は捨てていません。

医療ビレッジ構想

頭皮針など日本で代替医療と呼ばれる医療技術を必要な人が享受できるようにするにはどうすればよいか。ここは大きな課題です。

もちろん従来の西洋医学の療法とも組み合わせながら、統合医療を行える病院をつくりたいと思ってきました。

しかしなかなかうまくいきません。社会的な難しさをより多くの人が認識し、力を合わせて改善に向かわないと解決へは進んでいかないでしょう。

それならと、今では、たとえば高齢者住宅を集めたまち（むら）をつくり、そこに経営を任せられる管理人を置いて、私たち医師や鍼灸師はそこに滞在しながら、鍼灸や必要な手当をしていける、そんなプロジェクトを夢に見ています。いわば、滞在型の医療施設です。

イメージとすれば、ペンション村のような場所で経営をしたい人と協働して、病院ではなく、保険診療所と鍼灸院をつくりたいです。そうして、そこに住んで治療も受けたい人に来てもらうわけです。

このような構想を描いたのは統合医療に国全体が進まないと、保険医療の崩壊（年に30兆円も医療費にかかっているんですよ）、保険医療以外に医療はないと思っている患者さんの不幸が大きくなると考えたからです。

統合医療のあり方は口ではいろいろいえますが、形で表すことが一番の近道だと思っています。実際にやらないといけないわけです。

磁気治療や鍼灸治療は実際に有効なとてもよい治療法なのに、制度上の問題で受けることができないというのは患者さんにとってとても大きなマイナスです。

繰り返し言いますが、朱氏頭皮針は脳血管障害や麻痺の患者さんにとてもよく効く治療法です。

医療ビレッジ

人は人の間で影響を受けて生きていくもの。癌、脳や心臓の疾患、ひどいアレルギーなどさまざまな難病を抱える世代を超えた人たち、また彼らを支える家族、医療者や鍼灸師、看護師などが自分のできることをしながら衣食住に関して協働・共生し、好循環を作り出すことで自然に病がよくなっていく「場」の創出を目指した未来型医療プランであるそして、最初に書いたように閻三針は脱毛症に卓効を示します。

ストレスが多くなると、「気」の流れが悪くなり全体として低下します。気血一体ですから血液の流れも悪くなり、頭皮の脱毛が起こります。人間は肉体とエネルギー体から成り立っていますので、気の流れが悪くなると、肉体に症状が出ます。

円形脱毛症はその典型ですが、他にもさまざまな病体になります。ということは病気と病体を区別しなければいけないのですが、今の西洋医学ではこれを区別して考えることをしないのですね。ですから根本的には病気は治せないのです。

気の医学はエネルギー医学

東洋医学は「気」の医学、つまりエネルギー医学なので、鍼を打つことによって実際に何がどう変わっていくか、細かいところまではわかりませんが、脳波が改善していくことは証明されています。さらに体験的に、脳血流の変化が見られるのだと認識しています。

刺激によって脳血流がどう変わるかについては、気血は一体ですから、気の流れが改善すると血液の流れも改選するいうことで説明できます。血流がよくなることで、具体的には脳浮腫が改善するという効果はある

＊円形脱毛症、全頭脱毛症についての詳細は第3章を参照。

でしょうね。

鍼で頭皮のツボを刺激することで、施術者から発された目に見えない気が体をまわっていくのではないかと考えています。

この治療に関していえば、脳が発するエネルギーが体にどうまわっていくか、いけるかということだと思います。治療の目的は、完全に切断されてはいないものの、何かの原因で阻害され通じていない気を通してやるということです。

基本的には留った気をどう動かすかという技術といってもいいでしょう。

特徴は、鍼を打ってそれをおよそ24時間、刺したままにしておきます。置針することによって脳の中に変化が起きるのではないでしょうか。

このメカニズムはよくわかっていないのですが、臨床例では、鍼を刺した段階で力が出ることは明らかです。

確実に筋力がアップしています。

鍼を刺すことによって血の流れを促進し、気を流すことによって力が出るようになるのでしょう。気血は一体です。エネルギー（気）がなかったら血も再生しないように、気が流れることによって神経と筋肉の伝達がスムーズにいくようになるのです。

気　（その２）ふつう、目には見えないが、宇宙に流れ運動しており森羅万象に作用を及ぼしている。ただし凝固すると可視化し、万物を構成する要素となるとの説もある。人間の呼吸（ミクロコスモス）と自然の気象（マクロコスモス）が大気を通じて対応し、ダイナミックに流れる連続性に霊的で生命的な原理を見る視点は、中国思想、東洋医学の基本的な見方の一つとなっている。

この現象は、「火事場の馬鹿力」とでもいえるものです。火事場の馬鹿力を誘導して、動かしてあげるのです。鍼で刺激しながらたとえば腕なら腕を上げていきます。気が止まっている方を流してあげることができれば1回でも卓効が得られます。ただ、やらせようとしてもうまくいきません。「肘を上げてみて。あ、上がったね。今度は自分でもやってみようか」という感じでコミュニケーションをとりながら行っていきます。

全然力が入っていなかったのに、力が入っていく瞬間をとらえて、施術者もそれを感じることが必要なのです。またこれは、障害が出てから時間が経っていない、拘縮する前にやるととても効果的なのです。

エネルギーを治す（滞っていた気を流す）と円形脱毛症が治ってくることにも深い示唆が含まれているように感じます。

2003年10月　北京の朱明清氏講演会

臨床で鍼灸に取り組む者の夢は、鍼というシンプルな道具で、激しい急性症状を即座に取り除き、治ることを諦めていた患者さんに希望を持ってもらうことであると朱氏頭皮針の朱明清氏もいっています。

講演会では、実際にパーキンソン病や脳卒中で歩行困難となった患者

＊エネルギー医学は近未来の医療として注目されている。これについての詳細は第2章107ページ〜の解説と第5章に詳述。

さんに頭皮針治療を行うという実演がありました。

とくに脳梗塞、半身麻痺など西洋医学では見放されたといっていい症状に対して、頭に鍼を刺しながら、患部を動かす朱氏頭皮針特有の「導引」法を行うだけで、施術後に歩き方が変わるなど効果が見られました。

この様子を見学していた医師や鍼灸師らは頭皮針治療の可能性を実感したのです。慢性症状でも朱氏頭皮針を20回以上行えば、効果が出ることが実証されています。

中国４０００年の歴史「鍼灸医術」

東洋医学の中でも「鍼灸医術」は、ガンなど現代西洋医学で不治の病とされる病気、また脳梗塞や脳卒中といった脳血管障害に対しても、驚異的な治癒力を示します。鍼灸治療を日常的にとり入れている中国の病院では、それらを用いた治療によって、明らかに患者の症状に著しい効果が見られるのが日常です。

日本でも、本物の鍼灸医術を役立たせたいという信念を持つ医師や鍼灸師らにより、数年前から、医療現場でも可能な限りにおいて、鍼灸治療があらゆる病気の臨床に応用されるようになりました。そして、その効果が著しいことから、「治療能力を持つ鍼」としてマスコミ等でもク

朱明清氏講演会

2003 年 10 月 30 ～ 31 日、京都。朱氏頭皮鍼の施術が実際に見られるということで、この方法に関心をもつ鍼灸師や医師らは興味津々でこの講演会に駆けつけた。日進月歩の西洋医学からさじを投げられた症状の患者が頭に刺針し、捻転させながら患部を動かすだけで改善が見られることを目前にした参加者は大きな刺激を受けた。

ローズアップされてきています。

しかしながら、今まで西洋医学にしかなじみがなく、鍼といったら肩こりや腰痛のための治療だ、とみなす人たちはまだまだ多数派です。

これまでの臨床データからみると、鍼による治療分野は西洋医学の比ではないことが証明されています。このことは、私たちの研究会に所属する医院や鍼灸院で、きわめて効果が高いことが実証されていることからも明らかです。

頭皮針治療

「頭皮針治療」とは、「頭皮のある特定の治療帯（ツボとゾーン）に針を刺すことによって全身の疾病を治療する刺針療法です。代表的な「頭皮針治療」には「閻三針」と「朱氏頭皮針」があります。中国伝統医学の経絡学説、臓腑学説に基づいた治療理論を持ちます。

頭皮針治療の臨床分野は呼吸器系、運動器系、神経系、生殖器系、循環器系、内分泌系、免疫系および五官、産婦人科、外科など一五〇種以上の病状におよび、脱毛治療の「閻三針」の有効率は90％、「朱氏頭皮針」の有効率は90％以上に達しています。

難治性の円形脱毛症や若ハゲに高い効果を発揮します。

「閻三針」は中国では「神医」と呼ばれる閻世燮が、24年間の内科医の臨床経験から編み出した手法で、難治性の円形脱毛症や若ハゲに高い効果を発揮します。

「脱毛は中枢神経の乱れによる」という説に加え、頭部の3つの新しいツボは脱毛治療に大変革をもたらしました。

「朱氏頭皮針」は刺針してわずか5分くらいで重度の運動器系疾患に顕著な症状の変化が見られ、中国では別名「神秘の鍼」（朱神針）と呼ばれています。朱明清医師が中国医学を基盤に伝統鍼灸医術を長年研究した結果、発見した革命的な鍼医術です。

「朱氏頭皮針」は日本でも「神の鍼」になりつつあります。数々の実例を見ていきますと、その治療効果はまさに驚異的であることがわかるでしょう。

「閻三針」と「朱神針」

鍼治療の特色は、副作用がないこと、即効性が期待できること、治療が簡単で時間がかからないこと、治療効果が持続すること、適応範囲が広いこと、の5つです。

たとえば脳卒中で半身不随になった場合、発病後3カ月以内であれば

1～2回の「朱神針」で90％以上の改善効果が期待できるという驚くべき報告があります。

日本では突発的な脳の病気に見舞われたときに「鍼を」とはなかなか考えにくいでしょう。

肩がこったりしたとき私たちは、自然に肩の部分をもんだりたたいたりしています。そうすれば気持ちがいいことを知っているからです。

このように、症状が悪化するにつれ、自然に手が行く場所、それがツボなのです。

そして、頭のツボに鍼を刺すことは、どのような病気にも効果があるのです。

中国医学では、「頭部」が人体のそれぞれの臓腑と密接な関係があるところ、としています。全身をめぐる重要なツボはすべて頭部へ集中しているといえます。

手や足、背中などのツボも刺激すればそれがすべて脳細胞に伝わります。脳が働き始めると血行もよくなります。

そうして身体のあらゆる器官がさまざまな反応を示します。

それにより、自ら病んでいる部分を治そうとする、いわゆる自然治癒力が引き出され、難病も自然の力で快方に向かうということなのです。

日本における頭皮針

闔三針、朱氏頭皮針と中国の代表的な頭皮針を紹介しましたが、日本にも頭皮針があります。自律神経免疫治療研究会の元理事長、福田稔氏が開発したつむじ療法です。後にも詳述しますが、このつむじ療法は、頭のつむじから「気」を流すことで自律神経を整え、多くの病気を自然な形で治癒に向かわせるという方法です。２０１１年から私が研究会会長を任されて、この頭皮針治療を広めることに注力しています。

必ず治るという信念

「鍼は本当に効くのだろうか？」と疑問に思う方も多いと思います。刺針により、すべての人が持つ自然治癒力が引き出され、また免疫力も高められます。それにより、「病気は必ず治る」という信念ができてくるようになります。

医師や鍼灸師は患者の自然治癒力を引き出すサポートをする、という認識に立っています。つまり、「治療者―患者関係」を心身一如の両面からとらえ、病状を改善するという機能です。

「闔三針」と「朱神針」は日本、米国を始め西欧諸国や東南アジア各

中国と日本の頭皮針

中国……「闔三針」「朱氏頭皮針」

日本……「つむじ療法」

国でさまざまな臨床例に用いられ、きわめて高い効果を上げています。

日本においても、頭皮針治療がますます注目され、難治症例においても効果を発揮していく環境づくりが進むことを願ってやみません。

第**2**章

頭皮針治療との出会い
～症例ルポ～

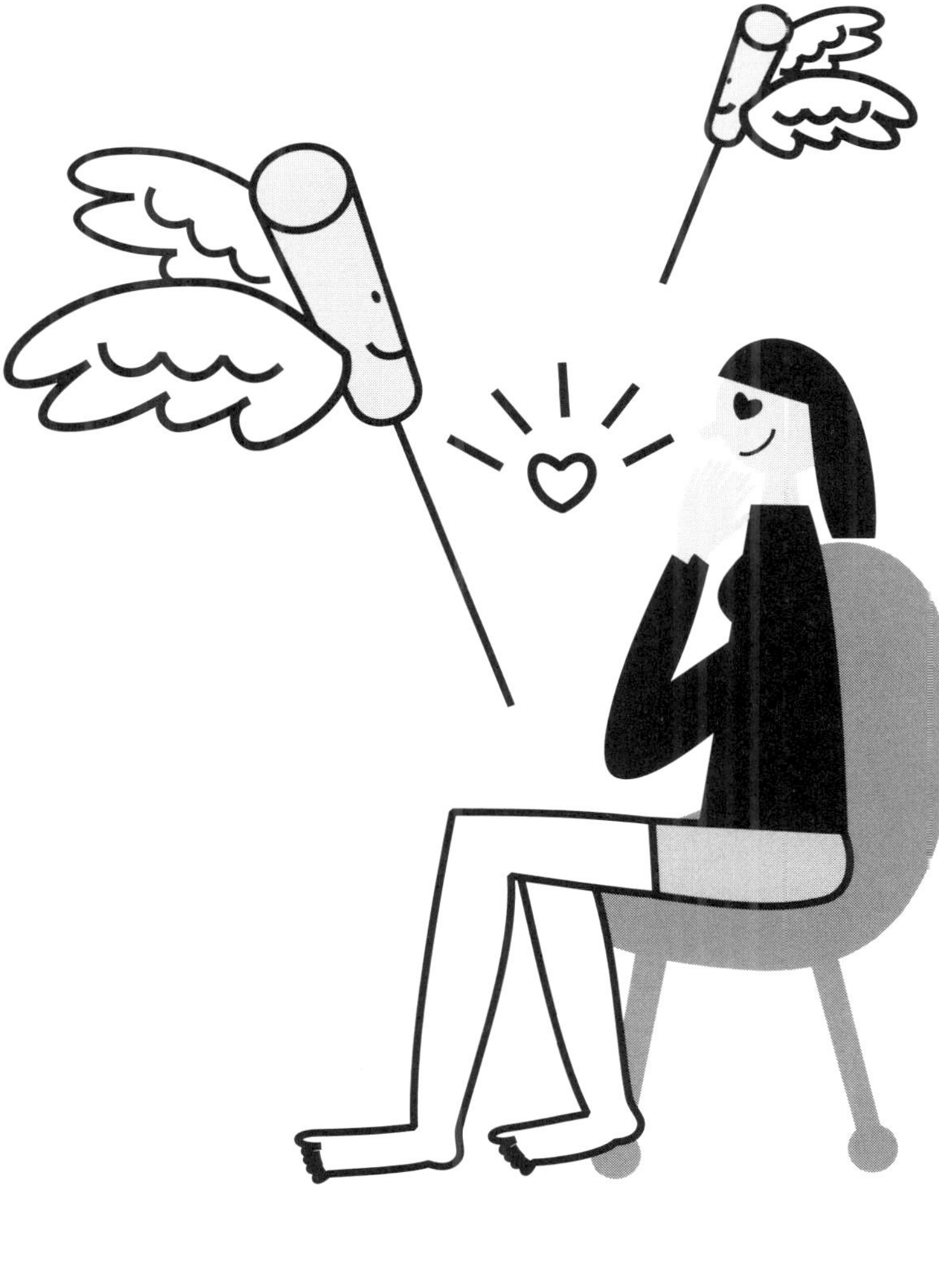

寝たきりだった娘が学校に通えるまでに
～柏木友美さんの回想～

発症

菜花《なな》は発症前、普通に発育し、気は強くてなんでも自分でやりたがる1歳2カ月の子どもでした。ちょうど「イヤイヤ期」に入ろうとしていて、いろいろなことを私と一緒にやりたがりました。

病気についてのはっきりとした原因はわからないのです。熱の後に発疹が出たので突発性発疹が原因かもしれないとはいわれました。ウイルスや細菌が、ごく低い確率にあたって脳に入ってしまったのでしょうか。

前日に鼻水が出ていたので、「風邪」といわれていました。次の日、保育園から「熱があるので、お迎えに来てください」と連絡がありました。

その日ちょうど、かかりつけの病院が休みだったため、自宅近くの診療所で「とりあえず安心のために」と熱冷ましの座薬をもらっておきました。

かしわぎ・ともみ
プロフィール

柏木菜花ちゃんの母。高熱のため意識不明となった娘に付き添い、個人病院、大学病院、リハビリテーションセンターなど、わが子のための治療を求めて駆け回り、その中で永野医院での頭皮針治療に出会う。治療によりそれまでできなかった寝返りをしたことでその効用を認め、現在も折りに触れて通院している。神奈川県出身。職業は保育士。

熱が38度くらいありましたが、子どもですし本人もけろっとしていたので座薬は使いませんでした。

私が夜ごはんの支度をしていたらむくっと起きて、立ったと思えば次の瞬間に倒れ込んでしまいました。見ると痙攣《けいれん》していて何が起こったのかわかりませんでした。

「水分をとらせなきゃ」と思ってポカリスエットをペットボトルのまま飲ませようとしたのです。が、すぐに「飲ませては駄目だ」と思いとどまりました。熱性痙攣になったこともなかったので、救急車に電話したら、到着まで20分以上かかると。

どういう処置をして待っていたらいいか聞きました。

これから痙攣が長引くと、もしかしたら嘔吐になるかもしれないということでした。

「首は横向きにして」また「座らせないように」といわれました。主人は夜勤だったので電話をして帰宅するようにいい、菜花を寝かせていたら、救急車が来ました。でも、搬送先がなかなか見つからなかったのです。

ようやく到着した救急隊員さんが適当な病院に「とにかく連れていきます」と強くいってくれました。痙攣が長かったので熱性痙攣ではない

ねということでした。そのまま病院に行きました。

ＣＴと脳波を調べてもらうと、脳には異常がないといわれたので熱が下がって落ち着いたら帰れると思っていました。そのときはそうだったので、子どもの状態に重大なことが起きているとは思えませんでした。その頃、発疹が出ていたので「これは突発性発疹だね」と診断されました。

しかしそのうち、腕がだんだん曲がってきて硬直し始めたんです。異常が出始めたのです。腕がベッドにつかなくなり、そのまま入院となりました。

病院での治療に生じた疑問

１週間経って検査をしたら脳波に異常が出始めていることがわかりました。入院中、主治医の先生がいる月曜日から金曜日には状態はひどくなりませんでしたが、先生がいない土日になると決まって痙攣が強くなりました。その繰り返しが続き、土日になれば点滴で強い薬を増やす、というやり方が定例になりました。

入院した当初は、意識がないまでも寝たままで自分の指をおしゃぶりしていたのに、だんだん薬の投与が増えていくにつれて、ぐったりした感じになっていきました。

よくなる気配がないので、私のほうでも「いったい、本当にこのままの治療しかないのだろうか」と思うようになりました。

正直にそういうと病院側は、「お母さんが望むのであれば違う病院を紹介します」ということでした。

「命の保証はありません」

8月14日の夕方、T大学病院に入院することになりました。夕方4時頃着いたのですが、待合室で夜の11時過ぎまで連絡のないまま待たされました。不安でしたね。ようやく「主治医の先生から話があります」ということで、個室に呼ばれました。最初にいわれたのは「命の保証はありません」という一言でした。

私たち夫婦は、子どもの状態はそこまで悪くないと思っていましたから、ただもうショック状態です。前に入院していたS病院では、そんなことといわれていませんでしたしね。

「命があったとしても植物状態になる」といわれました。どのような治療をするかということで、「体温を34度にして体を休ませます。その状態で痙攣がどうなるか見て治療していきます」といわれました。低体温状態は、ベッドの下にアイスノンのようなものを敷いて寝かせる方法です。

主人は号泣していました。十数年の間で、はじめてそんな姿を見ましたが、母親の私まで泣いたら駄目だと思いました。

集中治療室で、高齢の方々に混じり、1歳の小さなうちの子が点滴の管をつけられて無菌室で横たわっている光景を見るたび、声をころして泣いていました。母として、子どもをここまでひどい症状にしたのは自分なのだと自分自身を責めずにはいられませんでした。

異常が発生したブザー音がすると、今度は何が起こったんだろうとドキドキして落ち着きませんでした。

驚異的な回復力＝生命力の神秘

数週間後、「命は大丈夫」といわれて「よかった」と思っていたら「おしっこが出にくいので腎臓がやられているかも」と告げられました。

「今度は腎臓か」と思って、気が遠くなって倒れかけて、ナースに抱き抱えられ、意識が遠のいてスローモーションのような状態になりました。「少し休んできてください」といわれたので、とりあえず外に出て空気を吸って落ち着こうとしました。

腎臓は検査の結果、大丈夫でしたので、ひとまずホッとしました。

栄養をとらせないことには駄目だから鼻からチューブで栄養補給をしようかなど、いろいろ考えていただきましたが、1歳2カ月だったので粉ミルクで試してみようということになりました。駄目でもともとと試してみると、体が覚えていたらしく、初回から哺乳瓶で「飲めちゃった」のです。

医師やナースから、ありえないことだといわれて、「生きる力ってすごいんだな」と思いました。食事をすることによって体力がついてきて食事をとれるようになると救急病棟を出されて、小児病棟に入院となりました。

小児病棟に移ってから、娘の目は見えているだろうかと目の前でものを動かしたり、耳は聞こえているだろうかと大好きなお兄ちゃんの声を吹き込んだテープを耳元で聞かせたりと試して、いずれも反応があったので、看護婦さんから「大丈夫」と太鼓判を押されて安心しました。

徐々に回復していって、離乳食を始めたんですけど、これがよく食べるわけです。1週間で流動食を食べられるようになりました。

病児をもつママたちに励まされて

いろいろ順調に進み、安心して「もういいんじゃない―と、一時帰宅をということになりました。家にいて、次の日の夕方に病院に戻り、家での状態はどうだったかと振り返りました。その間、薬は飲んでいたのですが、痙攣も落ち着いてきていました。長く寝たきりだったため、首がすわっておらず、身体は生まれたときの状態といえました。

T病院の救急に転院した8月14日から小児病棟に移って計1カ月で退院できたことになります。

医師やナースは「菜花ちゃんの生命力はすごい。あとはリハビリでどこまで回復するかですね」といわれました。

「命の保証はありません」と宣告されたときはネガティブになっていて正直、「このまま天国に行くほうが、菜花には幸せなのかもしれない」と思ってしまったこともありました。辛いのは子どもなのに、なんとかもちこたえても、これからハンディを負って生きていくと思ったら、大人になってから、たとえば結婚適齢期になったときなども辛いのではないかと考えてしまい、そう思ってしまったのです。

しかし、退院するときはこれから子どもと頑張っていこうという気持ちで前向きになっていました。

入院中に出会った他のお母さんがすごいと思ったのです。泣き顔も見せず、意識のない子どもにいつも話しかけている人もいました。それを見ていたら、落ち込んでいる私って弱いんだなと気づいたんです。

面会時間が同じなので、自然に会話するようになりました。病気の子どもをもつお母さんたちと出会ったことは大きなことでした。

お母さんたちは「菜花ちゃんすごいね」ってほめてくれました。私が暗くなっているのがわかったのでしょう。

「ママが暗い顔していたら菜花ちゃんも頑張れないよ。私も同じように辛かったときもあるけど、今はそうじゃないよ。希望をもって頑張ってるよ」って、同じ境遇の人でないとわからないことがわかりあえたんです。

一番、辛かったのが、「菜花ちゃんのママだから病気になっても大丈夫だと思って、ななちゃん病気したんだよ」と友だちからいわれたこと。「私の何が？」と思いました。友だちにいわれたのですが「私そんな強くないし、なんで私の子どもだったら病気していいの？」と内心思いましたが、平静をつとめて「そうなのかな」となんとか流しました。けれどもそのときの私には、実際にはそれがすごくショックだったのです。

悪気はなく励まそうと思ったのはわかりました。でも非常につらかったです。

退院後は紹介されて、神奈川リハビリテーションセンターに転院することになりました。

永野医院との出会い

11月20日に神奈川リハビリテーションセンターに母子入院をしました。ここでは食事も母子でとる形です。待っている人が多いので、1カ月ほどの母子入院を希望しても、受診してすぐには入れません。うちも、空きが出るまで電話を待っていました。

2カ月ほど待ってようやく入院できました。入院中は集中してリハビリができますし、行き始めるともっといたくなり、予定より伸ばして2月9日までいました。

子どもは、作業療法では先生の働きかけに対して行動に結びつくまでに時間がかかり、もっというと興味がない感じでした。

神奈川リハビリセンターでも、大学病院と同じようなお母さんたちの集まりができていました。

うちと同じような子がいたり、病名がわからない赤ちゃんなどさまざまです。話し合う中で一人、「いいと聞いたもの、思ったものはなんでもとり入れる」てきぱきしたお母さんがいて、そのお子さんがサプリメントでみるみるよくなったということでした。詳しく聞いてみると、「ななちゃんもぜひやったほうがいい」といわれて「由井クリニック」を紹介してもらいました。

さっそく、入院から一時帰宅した土日に、由井クリニックに行きました。女医さんはなぜかすぐに「鍼に行きなさい、すぐに電話してあげる」といわれました。

12月13日に由井クリニックに行き、すぐに紹介されて翌週20日に予約をとって永野医院に行きました。永野先生は診察後、1本の頭皮針を子どもの頭に打ってくださいました。「状態を見てしばらくは1週間ごとに通いなさい」と指示を受けました。

12月20日に1本の頭皮針を打つと、なんと、次の日の21日に、菜花は自宅で寝返りをしたのです！　この頭皮針は24時間、刺したままにしておくものでした。

リハビリセンターでたくさんの療法を行ってもなかなかできなかった寝返りが、たった1回1本の頭皮針が動かしてくれたんです。こんなことがあるのかと本当にびっくりしました。

寝返りを打った子どもを見ていると、キック力が格段にすさまじく

由井クリニック

柏木さんは、病児を日常的にケアするママたちのグループで、情報を得て、まずは川崎市にある由井クリニックを訪れた。菜花ちゃんを診た医師から「針治療が合っているだろう」といわれ永野医院を紹介される。由井クリニックには内科、循環器科、皮膚科、小児科がある。

なったことがわかりました。

「鍼は効く」と感じた私たち夫婦は土曜日ごとに永野医院に通うようになりました。

12月27日、初回、1本だった鍼が2本になりました。

27日には、腹ばいになって一生懸命前に進もうとするようになったのです。

2回の治療を経験し、「これはすごい」ということになって、しばらく鍼を続けました。めきめきと状態がよくなってきました。やがておすわりやつかまり立ちまでできるようになったので、頻度が2週間に1回になるなど少しずつ間があくようになりました。

子どもたちの中で急成長した

永野先生は、毎回の治療で進歩する様子をビデオや写真に撮ってくださっていました。つかまり立ちして歩けるようになったのは、年中で保育園が決まったときです。

つかまり立ちができる段階で足が突っ張ったので装具をつけて入園しました。実際に登園するようになり、お友だちの中で生活するようになると、みんなが歩いている姿はそれまで寝たきりだった子から見たら刺

頭皮針と筋力

幼い子どもへの刺針は、たいていにじめは1本から行う。24時間置針をすることで、不思議なことに筋力がぐっとアップしてくるのだ。菜花ちゃんが施術の翌日、寝返りができたのは頭皮針によりキック力が上がったからだと考えられます。これ以後つかまり立ちまでぐんぐんと進歩した菜花ちゃんだった。

激があったのでしょう。つられて、「私も」となり、はいはいしたりつかまり立ちをしながら友だちを追いかけるようになりました。

ちょうど、歩行器を注文してつくってもらっていた1カ月の間に数歩歩けるようになっていました。

お友だちが「菜花ちゃんおいで」って手を出してくれると嬉しいから「行きたい」という気持ちで1歩行けたら「やった！　菜花ちゃん、歩いた！」となる。その繰り返しで「次はわたし」「次はぼく」などといって、菜花を囲んで、みんなでわいわいやっている間に1歩が2歩になって離れたところでも抱きつくような形で、できたことについて、みんなが「すごいね」と喜んでくれます。

私の子は障害児？

そんな感じですので、年長さんに入ってからぐっと成長しましたね。突っ張りがなくなり足の裏全体で体重を支えられるようになったので、今は装具や歩行器なしでも歩けています。

保育園入園前はデイサービスを利用していました。基本の動きは「はいはい」で、先生に後ろからつかまってもらって歩く感じの状態が続いていました。それが、集団生活が始まったことによって状態がぐっとよくなってきました。

保育園で菜花が座る椅子が不安定にならないよう、ベルトをつけて座らせる椅子を、菜花の体に合わせてつくりました。福祉用品はお金がかかりますので、そのとき障害者手帳をつくるようすすめられたのですが、自分の子を「障害児」とすることが受け入れられませんでした。結局、私は手帳はつくりませんといいました。

繰り返しになりますが、福祉関係のものは10万円単位のものもあり高価なので、使えるものは補助をもらって使ったほうがいいといわれましたができませんでした。

「手帳をとる気はありません」と断りましたが、リハビリ入院が終わる頃、親しくなった、やはり病気の子をもつお母さんたちと話すと、「ななちゃんは手帳もってないの、とってないの。手帳なんて今とったっていらなくなったら返せばいいんだから使えるときに菜花ちゃんのために使えばいいのよ」といわれました。「ななちゃんにいいようにしてあげなきゃもったいないよ」とも。

そこで退院した後、ようやく私も申請を出しました。窓口の対応は最初、嫌なものでした。「障害児」と連発するのです。やっと退院できてこれから頑張っていこうとしているときにその言葉は本当に辛かったで

身体障害者手帳

障害者手帳には、身体障害者手帳、療育手帳、精神障害者保健福祉手帳などがあり、総称として障害者（児）手帳という。行政（市役所など）の窓口に申請して交付を受けることができる。

すね。

菜花ちゃんの頭皮針治療

1歳6カ月で頭皮針治療を行い、1回目は劇的に寝返りが打てたことで喜び、続けて通うようになっていた頃、鍼と一緒に波動水を処方してもらうことになりました。波動水はその人その人に合わせてつくられた水で、専用の機器を使ってつくられます。

具体的には2月7日に菜花のための波動水をつくろうということになり、菜花の写真を撮って先生に送りました。

そのときには、ずりばいができるようになり、距離が伸びていました。前に進むためには、足で蹴ることが大切です。手足の力が強くなっていることは明らかでした。

3月14日から波動水が始まりました。水なので大量には飲めませんが、できるだけ水分補給は波動水とし、もちろん毎日飲用します。

鍼の効果で劇的な変化は、なんといっても1回目の頭皮針で寝返りをしたときですね。その後はキック力がついてずりばいに進むのが早かったです。ずりばいと同時におすわりも一定期間保てるようになっていました。きちんとしたはいはいをするにはもう少し時間がかかりましたが。

私たち夫婦の実感からは、運動能力が上がってきたのは、針のおかげで、徐々にいろいろなことができるようになったと感じています。

母子入院して寝返りができなかったのが１日でできたこと、そんな急激変化が見られたことに驚いていました。１週間前には「鍼に行ったほうがいいわよ」といわれて、診断してもらって鍼を打ったらすぐに効果が出たのは本当に嬉しいことでした。

ちなみに、菜花は鍼を打つときも、その他のときも、泣いたことがありません。どんなときにもじっと我慢をして、本当に我慢強い子でびっくりします。

てんかんの薬について

ところで菜花は、６歳になった現在も、てんかんの薬は飲み続けています。だいたい１歳児の量を飲んでいて、少量なのですが減らすことは難しいといわれています。今、この薬の量で抑えられているということはすごいことだから、減らそうと思わないほうがいい、と担当医からはいわれています。

神奈川リハビリセンターの先生がおっしゃるには、今の状態でいいんだからいいのではないかということです。たとえば薬をなくした状態で

波動療法

素粒子レベルの「気」を磁気共鳴を利用したエネルギー測定器を使って対象を判定し、その異常状態を正常にする方法。身体のエネルギーレベルを測定し、その情報を水に記憶・転写させ（波動水）、これを水薬として定期的に飲用する。人により、はじめて飲んだときには好転反応を示すこともある。

痙攣が起きてしまうと、てんかんが強くなるから、段階を経てなくしていくことが必要で、その判断は非常に難しいものです。失敗すれば次にはもっと強い薬を使わなければいけなくなるからです。現在は2カ月に1回、神奈川リハビリセンターに薬をもらいに行っています。

お母さん同士のコミュニティで知った情報の中に、神奈川県立藤沢総合療育センターのことがありました。紹介もなく直談判で「リハビリを受けたい」と頼んだら診察をしてもらった後、受けられることになりました。

神奈川リハビリセンターでの母子入院を退院した頃、入院中に自分で動いて、藤沢総合療育センターに2月17日に行きました。

そのときにどちらか選ばないと受け入れてもらえなかったので1カ月だけお試し期間として両方を受けさせてもらうことにしました。先生と菜花が意気投合してやる気が出ている状態です。菜花自身が先生に心を許したようだったので、藤沢のほうを選びました。現在、月に1回リハビリに通って、とくにスピーチセラピーの先生についています。今はまだ、言葉が出ない状態なのですがスピーチセラピストはそれをサポートしてくれます。

保育園での人とのふれあいという刺激が本人の状態をよくしていることは明らかです。

また、保育園の先生は歩行器や必要な道具をななにあった形や状態でつくってくれています。

バギーもつくりました。赤ちゃん用ベビーカーだと使えないから。

今は歩いていますよ。ぎこちない歩きですが、お友だちと一緒に歩いたりできます。

また、言葉ですが、今の状態はいっていることは理解しているといったところでしょうか。自分では音声のみで、ただ発声している状態です。嬉しいときは高い声、嫌なときは低い声を出す感じでしょうか。表情はわりと豊かですね。

頭皮針を打った次の日に寝返りが打てるなどした運動機能についてですが、たとえば病気をする前に習得していた歩行などは体が覚えているので、戻りやすいと聞きました。

これからも期待を持っています。

２０１４年４月からは相模原養護学校に進学予定です。

見学に行きましたら、１クラス７人、職員配置が１：２あるいは１：３ということです。

スピーチセラピー

スピーチセラピーを担当するのはスピーチセラピスト。正式には言語聴覚士。理学療法士、作業療法士、視能訓練士と同様、リハビリテーションの専門職。音声機能、言語機能に問題を有する患者さんに対し、その訓練、検査、指導などを行いサポートする国家資格である。

校長先生の話を聞いて、今の菜花の状態には養護学校もちょっとついていくのは厳しいと思いました。菜花は食事も介助が必要だし、1年生は1階ですが学年が上がると階段も昇り降りしないといけないし。スタートラインでは下がっているけど、頑張って追いついてほしい、菜花なら追いつけると信じています。

入学許可がおりるまでには教育委員会の審議が入りました。審議会に直談判にも行きました。

相模原養護学校の他に座間養護学校のような肢体不自由児のための学校もあるのですが、そこでは職員とマンツーマンで関わることが多くなります。私は菜花に友だちの中でもまれて育ってほしいのです。

養護学校は菜花にはハードルが高いけれども、彼女ならやってのけるだろう、という直感、やってのけてほしいという気持ちがあります。

4月は自家用車で送迎しますが、できるときからスクールバスにもチャレンジさせるつもりです。ランドセルは花と、飛翔する鳥が刺繍されたものを選びました。

＊＊＊＊＊＊＊＊＊＊＊＊＊＊＊＊＊＊＊

「ママ」と呼んでもらえる日を信じながら

２０１４年1月、菜花ちゃんは、丹沢の山々が一望できる高台に立つ保育園に通っていました。降園時間の頃、訪ねると、担当の先生やお友だちと楽しそうに遊ぶ菜花ちゃんが園庭にいました。ニコニコと笑顔を絶やさず、名前のとおり菜の花のようなかわいらしいお子さんです。

お友だちが悲しそうな顔をしているのを見ると、自分も泣いてしまうそうです。けんかを見てもそうです。けんかをしたお友だちは、「菜花ちゃんが泣いちゃった」という言葉で、はっとしてけんかをやめるそうです。

寝たきりだった菜花ちゃんが1度の頭皮針治療で寝返りができ、続けていくうちに運動能力が高まっていったことはまさに奇跡ではないでしょうか。

カメラを向けても笑顔は変わりませんでした。先生によると「とても人懐っこい子」ということです。存在に愛があふれているように見えました。

「命の保証はありません」と医師に宣告されてから1カ月で退院できるまでに回復したことからもわかるように、菜花ちゃんの生命力が頭皮針と呼応して効果を上げたことは間違いありません。

保育園から自宅に帰る自家用車の中では、ＮＨＫ教育「お母さんといっしょ」の歌に合わせてぴょんぴょんと足を動かし、ママの友美さんに「お

気の出入口

頭のてっぺんに「百会」というツボがあり、東洋医学でそこは「気」の出入口。他に「眉間」「咽」「胸」「腹」「腰」「尾てい骨」にも存在する。頭のてっぺんに鍼を刺すと背骨を通ってそれぞれの気の出入口にも到り、足の裏まで流れ、最終的に頭に戻り、さらに上へ向かうとされる。

行儀悪いよ」といわれるたび、いたずらっぽく微笑みを浮かべる愛らしい女の子に幸多かれと願わずにはいられませんでした。

まだ言葉が出ない菜花ちゃんに、友美さんは「私の夢はこの子に『ママ』っていってもらうこと。そのためによいという治療法があったら無理をしても受けさせようと思っています」。友美さんもまた、多くのママたちと同じように、「治療法が選べる時代」が来ることを願っているのです。

親戚などからもいわれることがあるそうですが、「かわいそうだね」という言葉は娘にはあてはまらないと友美さんは断言されます。「菜花は菜花なりに精いっぱい生きている」ことがわかるからだといいます。障害イコール不幸なのではないことは娘から教えてもらったと友美さんは呟きます。我が子がこうであってほしいとはまったく望まなくなりました。菜花ちゃんが生きていることそのものが価値であることを心の底から知ったからです。

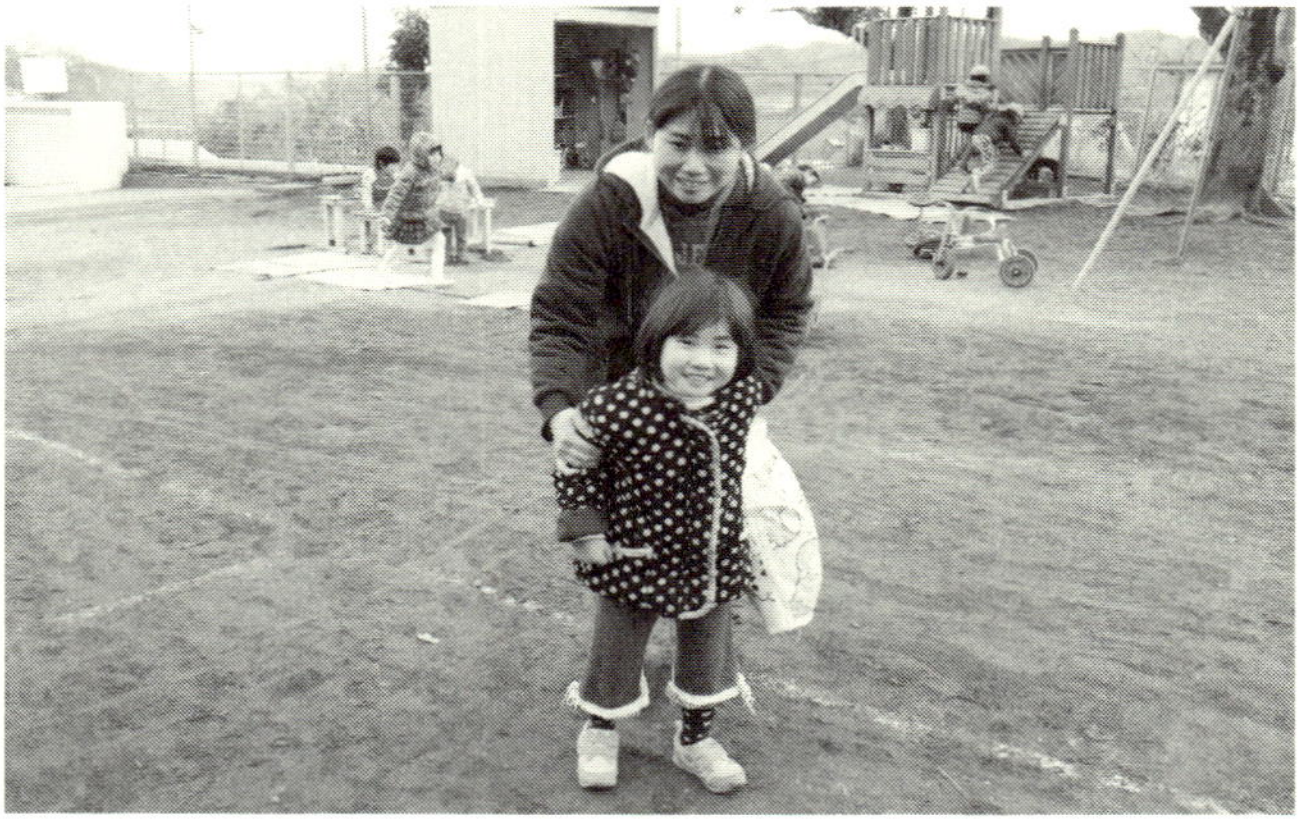

走り回れるようになりました。
大好きなママと一緒に丹沢の山々を望む保育園の園庭で（2014年1月）

コラム：母同士の話の中で情報を得たり安定させたり……

難病などで長期の入院を余儀なくされている子どもたちは一定数いる。学齢になれば入院しながら義務教育を受けている。医師やナース、教諭などがそんな子どもたちを支えているが、何より一番の功労者はママたちではないだろうか。我が子の苦境を間近に見ることもあるママたちは、いやおうなしに精神的に強くなり、我が子のために不断の情報収集に努めるようになる。

病児をもつママたちのコミュニティでは「少しでもよくなる可能性があるなら、どんな治療法でも試したい」というのが総意である。西洋医学、東洋医学、代替医療、何でもひとりひとりにとって合う、合わないがある。可能性があるならできることはすべてやりたいというのが親の気持ち。そのためにもどんな治療法があるのかという情報は何より大切だ。柏木菜花ちゃんのママも、頭皮針治療にたどりついたのは、ママつながりによってであった。ホメオパシーを試そうと思って行った病院の医師から。「鍼をやってみるといいわよ」とすすめられ、一回目に鍼を打った次の日に寝返りをした。柏木さんはあの日のことを忘れない。日々、病児を支えるママたちの祈りは「東洋医学でも西洋医学でも代替医療でもどんなものでも我が子に効く治療法なら試してみたい」ということなのである。この声以上に、説得力のあるものはないだろう。

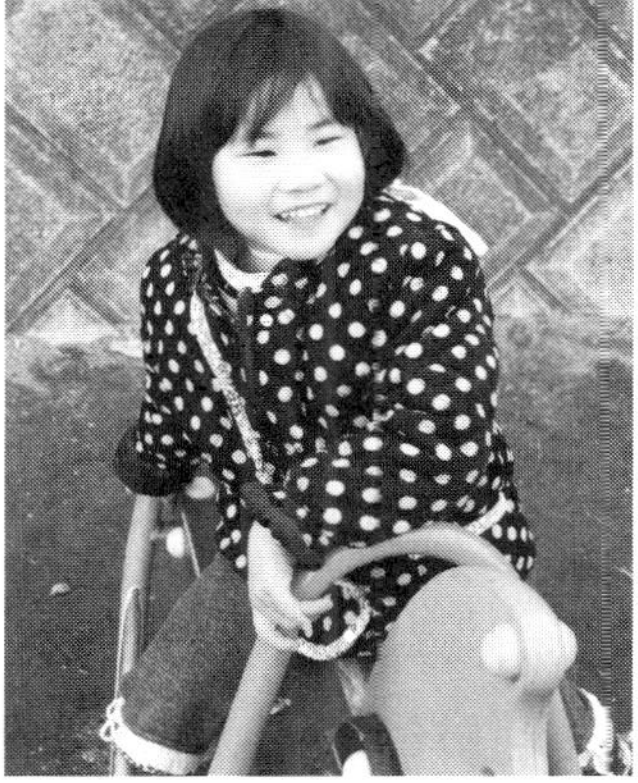

東洋と西洋の和合を夢見て
～塚本慈光さんの場合～

突発的な事故に見舞われて

ラグビー選手だった大学時代、試合中に首の骨を折り、人一倍闊達だったそれまでの人生が急変した経験のある塚本慈光さんは、彼の言葉をそのまま使うと、東洋医学と西洋医学の「和合」を強く願う一人です。

事故から20年以上が過ぎていましたが、慈光さんは昨日のことのように、しかし年月を経たことで得た客観性を随所ににじませながらこう話してくれました。

「1993年の事故後、3年間、慶応大学月が瀬リハビリテーションセンターに入院していました。そのとき、動くのは左手だけでした。右手はまったく動かなかった。さまざまなリハビリの中で、電極のようなものを体につけて、電気刺激で筋肉の収縮を脳に認識させるというものがありました。筋肉が収縮するとメーターが動くしくみです。その繰り返しの中で、動かなかった右手がだんだん動くようになってきたんです」

もともとが胆力のある慈光さんはそのリハビリに熱心に取り組みました。

西洋のリハビリテーションに鍼治療をとり入れないのか？

電極のリハビリを行い「これは効く」と実感した慈光さんは、担当医に「鍼は使わないんですか」と率直に質問をしたといいます。

素っ頓狂な質問ではありません。慈光さんは、ラグビーをしていたとき日常的に、体の故障からの回復や調整のために鍼を使うことがありました。電極に鍼をつないで刺激する方法も体験ずみでした。

西洋医学を軽視しているわけでは決してありませんでした。何か効果的なものを感じられる電極を使った治療に、鍼を組み合わせれば、回復がよくなるのではないか、そう直感的に感じたというのです。

鍼を打ちながら体を動かしてもらえば、効果が倍増するはずだ、と。

ちなみに慈光さんだけでなく、スポーツ選手は日常的に鍼治療を始め、西洋医学とともに東洋医学もとり入れています。故障やケガを長引かせればトレーニングに差し障り、パフォーマンスが低下します。コンディションをつかむためにも、鍼治療は必要不可欠なものでした。

「たとえば捻挫して、西洋医学の病院に行くと湿布と痛み止めなどの

スポーツ選手と鍼治療

日本では、一般にはそれほど認知されているとは言い難い鍼治療だが、日常的に身体を駆使するスポーツ選手にとっては身近なもの。プロはもちろん、実業団や大学スポーツのチームには専属に近い鍼灸師がいて、かげの立役者になっていることも多い。スポーツ選手は東洋医学に馴染んでいるわけである。

飲み薬をもらいますね。対して東洋医学の鍼灸院に行くと、鍼を打つなどの処置をしてくれて明らかに痛みがとれることを何度も体験していました」

「鍼を使えば痛みを長くひきずらなくてすんだ」その経験が、首から下の麻痺という大けがに見舞われた自分自身に対して「リハビリで鍼は使わないいんですか」という医師への質問になったのです。

しかし医師の返事はすげないものでした。

「鍼というのは科学的に効果が実証されていないから、本当に効くかどうかはわからないんですよ」

リハビリ病院に入院していた3年間、慈光さんは、それまで親しんできた鍼を打つことはありませんでした。

あの初夏の日のこと

あの日、1993年6月26日のことは、「非常に暑くて、やたらとのどが乾いた」というイメージで記憶していると、慈光さんはいいます。

東海大学体育学部に入学、ラグビー部に所属してわずか3カ月のできごとでした。

スクラムが崩れ、前列のポジションにいた慈光さんは、そのまま下敷きになりました。首の骨が折れ、頸椎損傷となり、倒れたまま体が動かなくなってしまったのです。意識はあっても体が動きません。

騒然とする雰囲気の中、救急車で搬送されました。

渇きに苦しむ慈光さんが「水ください」と懇願しても、救急隊員は濡れたガーゼで唇をふいてくれるだけでした。

首の骨を損傷したときに水などを飲むと即死する可能性があることを後になって知った。

ラガーマンは誰もが、自分の取り組んでいるスポーツ、ラグビーでは深刻なケガが少なくないことを知っています。不幸にも事故が起こった際の麻痺というリスクも承知しています。

しかし、慈光さんはいいます。

「自分で体験してみてはじめて麻痺とはこういうことだったのかとわかりましたね」

自分の手が、足が、体が、いったいどこにあるのか、まったくわからないのです。その感覚があまりに恐ろしくて、パニックに陥ったといいます。そんな中、医師に思わずこう問いかけていました。

「またラグビー、できますよね」

「…こうなっちゃうと、人生、決まっちゃうんだよね」

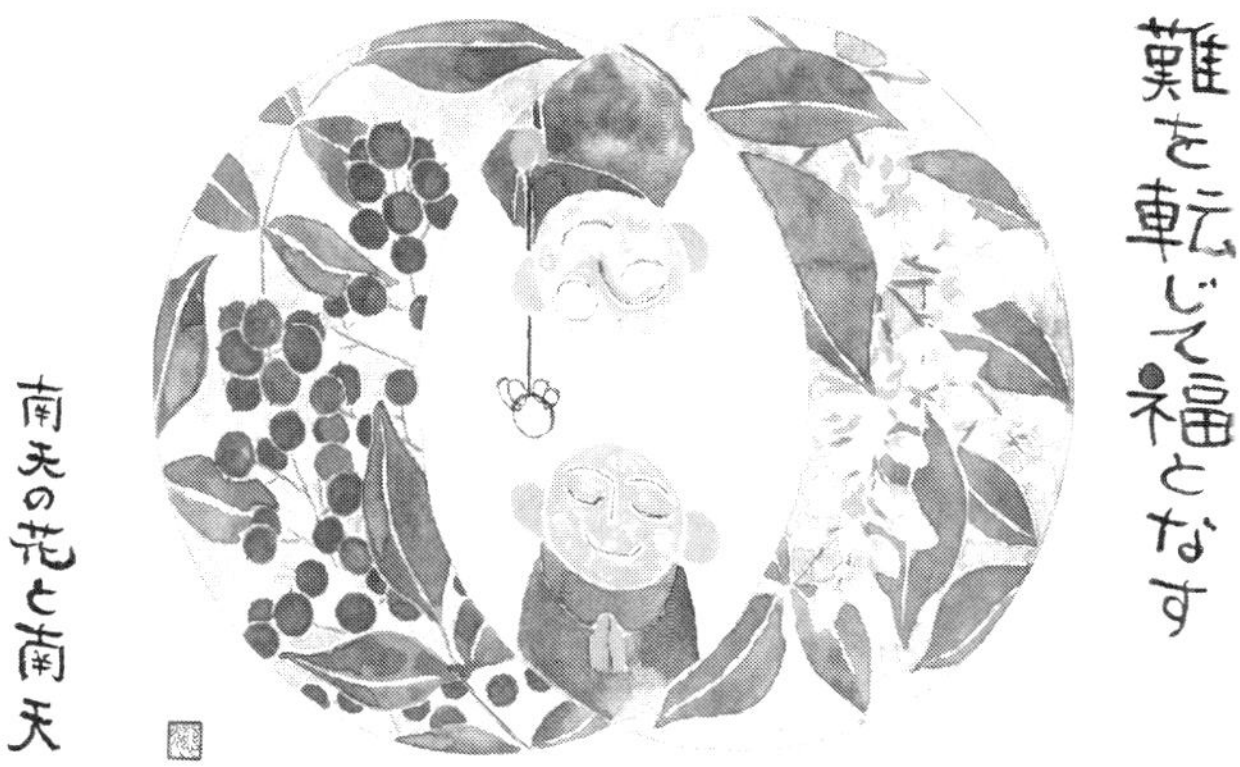

2014カレンダー採用作品

頭の中で何かがガーンと音を立てました。

それでも、治療を受ければよくなるだろうと考えていましたが、手術後も症状はなかなか変わりませんでした。

とくに悩まされたのは「起立性低血圧」といわれる症状で、ベッドの高さを上げていくとすぐに失神してしまい、なかなか車椅子に乗ることができないのです。最初の課題は、車椅子に乗ってリハビリ室に行くことでした。

それでも根が努力家の慈光さんには、前向きに目の前の課題に取り組んでいける明るい強さがありました。

それが周囲に伝わり、彼を応援する人びとの自然な輪ができていったのです。

父の光信さんはいいます。「ラグビーをしていたことでケガをしてしまったが、ラグビーで得た友だちや先輩が息子を今でも支えてくれているんです」

退院後、鍼治療を日常生活にとり入れる

やがてリハビリ病院を退院し、訪問看護を受けながら自宅で過ごすようになった慈光さんは、自分自身の選択として鍼治療をとり入れること

にしました。

毎週1回、静岡市から自宅のある富士市まで、鍼灸師さんに来てもらい、全身に鍼を打ってもらいました。これは主にやわらかい鍼を使い、表皮浅く打っていく方法で、血液の循環をよくする、腸の働きをととのえるなど、全身の調整のために使う方法です。

とくに慈光さんは、ケガのため、日頃から便が出にくくなっているため、便は訪問看護の際に浣腸をして出す。鍼をするとかなりスムーズになるといいます。

「便秘は体が冷えて起こる。鍼を打ったら治るということは、鍼は体を温める効果があるということなんですね」と慈光さん。

この鍼灸師さんには、今でも毎月2回、出張治療をお願いしています。

西洋医学の範疇である理学療法（リハビリテーション）の毎日から、東洋医学の治療法もとり入れた自分自身で管理する生活への変化は、劇的なものでした。

病院内では当たり前のように他人のサポートがあったため普通にできていたことが、自宅では大変な労力を伴いました。

温度や湿度、食事など、誰かがコントロールしていてくれたことが、日々の暮らしに戻ると、一つひとつが状況に応じて自ら考えていかなけ

鍼は身体を温める

気と血（血液）は一体になって流れ、身体を正常に保っている。西洋医学的な見方をすれば、気の身体への表れが自律神経ということになる。鍼で気の流れをよくするということは、自律神経を調節して血液の流れもよくすることになる。結果的に末梢循環がよくなり体温が上がってくる。

ればならなくなります。トラブルで先生に来てもらったり、救急車を呼んだり、慌てふためくことも数知れない中、主に介護してくれる母と自分との間にルールや呼吸が生まれてくるまでに、10年の月日が必要だったといいます。

振り返れば自分の体を知るためのプロセスであったともいえるこの10年の間に、永野剛造医師との出会いがありました。

頭のツボに鍼を打つ「頭皮針」の治療効果の実地研究を続ける永野医師は、折に触れて富士市の慈光さん宅を訪ね、2〜3年の間、1カ月に1回ほど、頭皮針治療にあたってきました。

「永野先生に施術してもらって、鍼といってもいろいろな種類があることがわかりました」と慈光さん。

日常的にお世話になっている静岡市の鍼灸師さんは全身の調整を目的としたやわらかい鍼ですが、永野医師のそれは深く刺して神経を刺激する鍼でした。

永野医師の頭皮針では頭に刺激があると、その振動が、ふだんは感覚のない下半身まで響くように感じることがあるそうです。

そんなとき、「リハビリと鍼を併用できないか」と考えた初期の頃に、現実にとり入れることができていれば、もう少し回復したのではないか

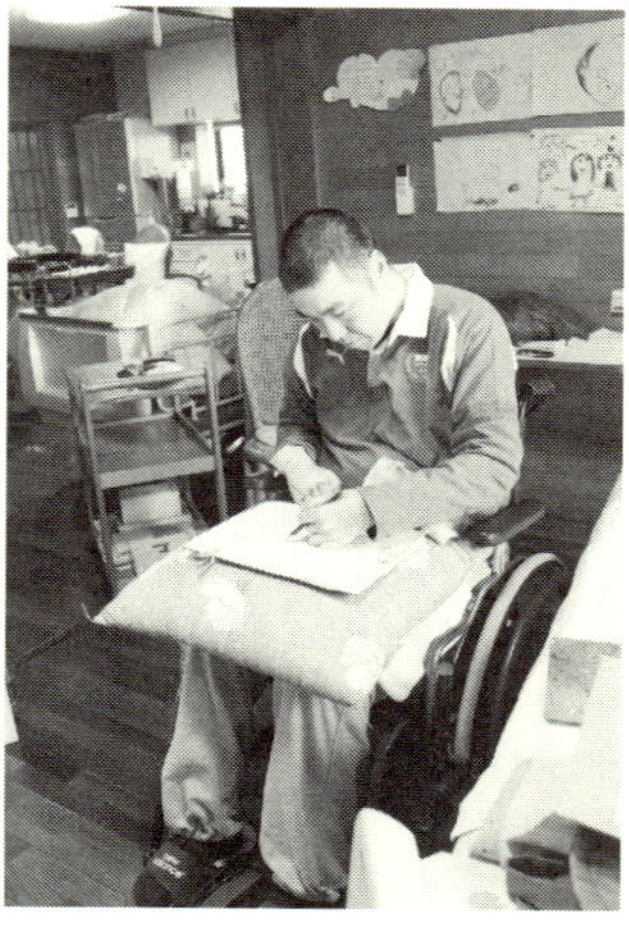

苦節10年を経て、
縁あって画家としての
道を歩き始めた

と仮定の話をしてみたくなるそうです。

「どんなふうに感じるか」など、ていねいに患者の声を聞きながら行うのも永野医師の鍼治療の特徴の一つです。

持っていた機能は必ず取り戻せる！

実際には、あるとき尿が出なくなり、頭皮針を施術することによってスムーズに出たということを経験しました。

「永野先生は、『前は出ていたものは、きっとまた出るようになる』と励ましながら鍼を打ってくれました」。

鍼治療は「気＝エネルギー体」を肉体の型としてとらえます。このエネルギー体が壊れたら肉体も壊れることを前提に治療を行うのです。

永野医師が慈光さんにかけた言葉からは、「尿は前は出ていた」「今は出なくなった」「それはエネルギー体が少し故障したからだ」「エネルギー体＝気をととのえれば、もとどおりに出る」ということが導き出されるわけです。

そして慈光さんもいうように、鍼治療では「今から刺激してみるから、どういうふうに感じるかいってみて」「どこがどう変わったと思うか教えて」と患者の言葉をも最大限注意深く聞き、重視します。

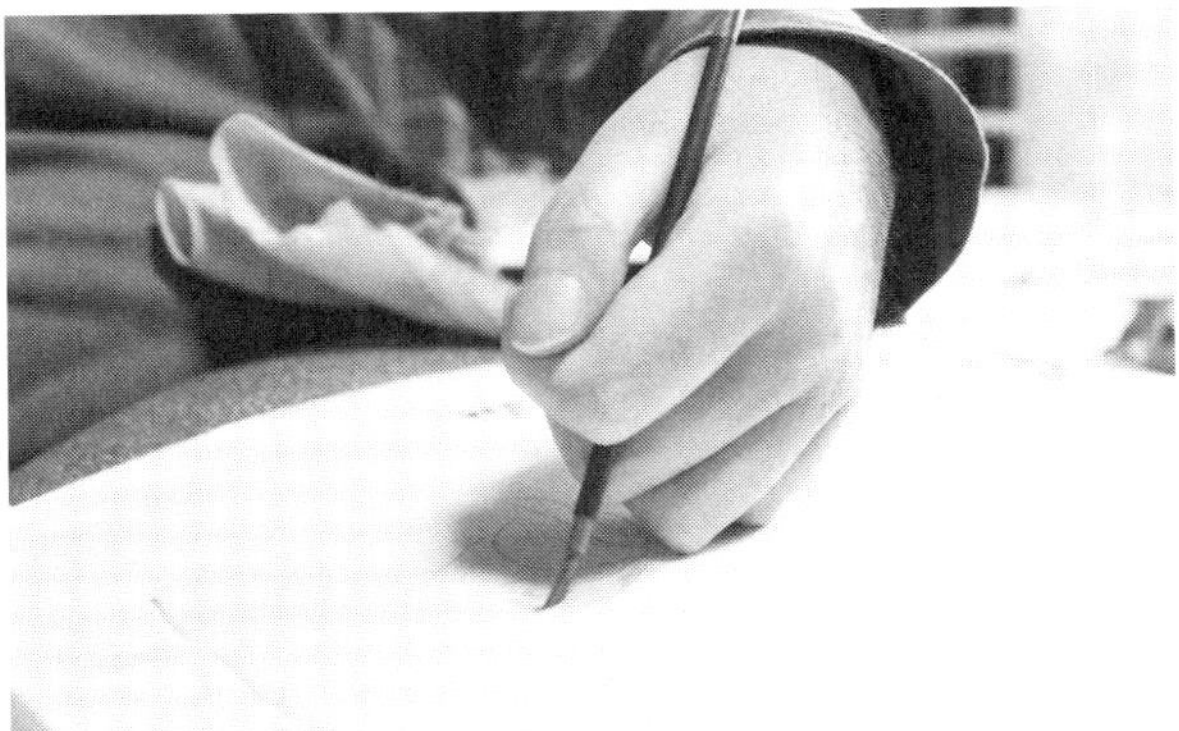

母に絵筆を握らせてもらった後は
素晴らしい集中力で絵に没頭する

永野医師の頭皮針治療の結果、慈光さんはもとどおり尿が普通に出るようになりました。

多くの西洋医学の医師は、現在、科学的に実証されていないものは「気のせいですよ」ですませ（その言い方は間違いではないが）、耳を傾けてくれることは多くありません。現在の西洋医学において、首の骨を折ってしまうと胸から下は感覚もなく動かないというのがセオリーです。

そこでは、たとえ鍼治療などを数年間続けた結果「よくなってきているように感じる」という患者側の実感は、たとえば動かなかった手が動くようになったとか、ある劇的な変化がない限り、認めてはもらえません。これが科学の「客観性」といわれるものなのです。

どちらがいい悪いではなく、患者と施術者、双方の実感と治療のプロセスを細かに見ようとする鍼治療は、だから慈光さんには「一緒に挑戦してくれる先生」と、心強く感じられたのは確かなようです。

慈光さんは続けます。

「麻痺となった人間にとっては、たとえ肉体が動かなくても『感覚』があることが非常に大事なのです。なぜかというと、今、こうした状態で切り傷を負ったとしても、麻痺で痛みを感じるのが鈍いと、どこから血が流れているのかさえわかりません。自分の場合は、右手は左手よりもっと感覚が悪いから、ときどき車椅子をこいでいて車輪の中に右手が巻き込まれてしまったのに、気づかないことがあるんです。感覚がないということは、それほどこわいことなんです」

だからこそ、主観的に、ほんの少しでも感覚がよくなってくることは、本人にとっては命綱が太くなるということなのです。

リハビリは訪問看護を受けた際の週2回、車椅子で外に連れ出してもらい、茶畑の広がる家の周囲をひたすら3時間こいでいるそうです。一人、孤独な闘いを選びとっているようですが、黄色い手袋は力強く車椅子をこぐ塚本さんをよく知っています。

週に1回は起立訓練も行います。筋力を落とさないよう、日々努力しているのです。

「現代の医療ではリハビリはリハビリ、鍼は鍼と分裂しちゃっていることは残念。それに鍼は他の病気、たとえば脳梗塞の初期の頃に採り入れると効くと聞いています」。

絵筆との出会い

リハビリ病院を退院するとき、慈光さんは、お世話になった人たちに絵手紙で礼状を描きました。それはまだうまくたくさんの文字が書けな

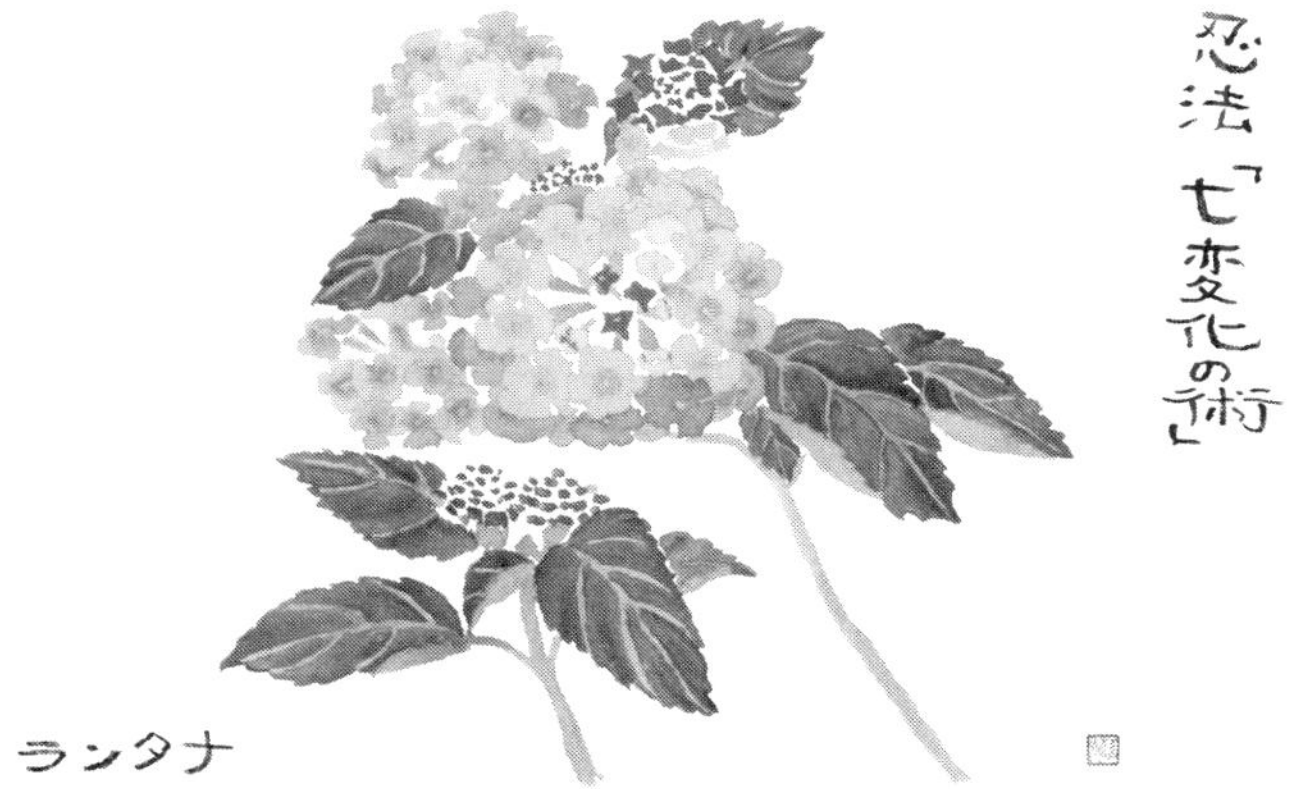

作品に添えられた文字にも
独特の味わい

かったので、心を込めて描いた絵に「ありがとう」の一言を添えることで気持ちが伝えられると思ったからでした。

子どもの頃からスポーツが好きで、将来も実業団でラグビーをやる道を考えていた慈光さん。学校時代、美術は好きな教科でもなかったし、絵筆をもったのはケガをしてからといっていいでしょう。

自宅療養が続いた10年間を経て、33歳の頃、カレンダーや絵はがき、クリアファイルなどの挿絵を印刷会社から依頼されるようになりました。「いい絵だから使いたい、まずは無理をしないよう、1年間だけ試しに描いてもらえませんか」という依頼に、慈光さんはありがたく応じました。四季を感じられる絵柄をということでした。

「筆、ください」慈光さんの声かけに応じて母の美保子さんが絵筆を握らせます。花は手もとにおいて、輪郭を鉛筆でていねいに描いてから顔彩を使って色をつけていきます。

1年後には、「続けられるなら」とさらにオファーを受け、今では「続けられる限りやらせてもらいたい」と日々、前向きに仕事をしています。

自然なにじみをどうすれば表現できるのか考えていたとき、ちょうどNHKの番組で片岡鶴太郎の「墨彩入門」を見ました。水を弾く独特の紙質の存在を知り、今は描くものによってそれを選んで、自然なグラデーションを出したり、光を表現したり技法が豊かになりました。

ニュアンスの違ういくつもの同色を塗り、それが重なる部分の面白さを感じたりもしています。色の違いは違いのままでともに働き、ひきたてあう醍醐味も知りました。

おおよそ、絵の仕事をするのは午前中、多くて3時間です。夏の暑い時期は、汗をかけない体になっているため、すぐに体温が上がってしまいます。そのため早朝から始めて8時半には仕事を終えるようにしています。

「描いているときは集中しているから何も考えない。痛みさえ忘れているときがあります」。

描くこと、仕事をすることがそのまま祈りになっているかのようです。

「1日、できることがあってそれをやって過ごせることが仕合せかなと感じる。障害は負っているかもしれないけど、それなりに過ごさせてもらっているので感謝して生きていく」そうしてさわやかな笑顔を浮かべる慈光さんは夕陽をバックに強く輝いて見えました。

しびれを感じるのも回復のきざし

絵筆を握り始めてから、まったく感覚のなかった右手に強いしびれを

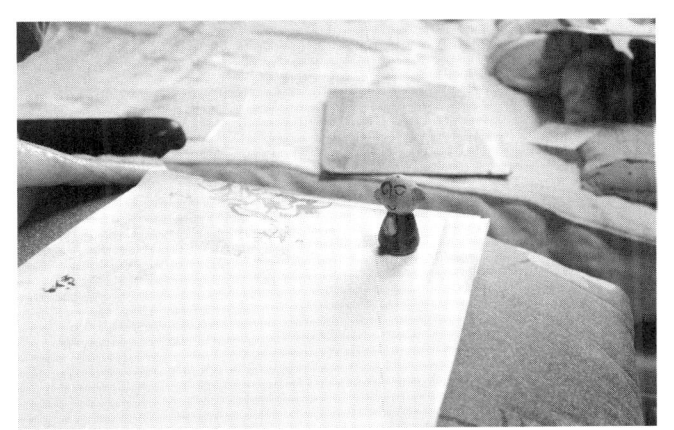

仕事は祈り

感じることがあるそうです。寒い時期などとくにひどい痛みになり、また年々ひどくなり辛いそうですが、見方を変えればたとえばそれは、感覚がだんだんと戻っている、ととらえることもできるのではないかと慈光さんは考えています。相反する二方向から見たとき、物ごとの全体像をとらえやすくなります。

我慢できないほどの痛みも、鍼を使うと我慢できる痛みに変わる。こういうときもやはり鍼の効果は大きいと感じるそうです。

人間の「五体」やエネルギー医学にも関心があるという塚本さん。「五体満足という本当の言葉の意味を知りました。この言葉は肉体的に健常であるという意味ではない」と笑顔でいいます。

西洋医学と東洋医学が垣根を越えて、よりよき形に融合していってほしいとの願いは、人間存在の本質をより深く知るという道のりにも通じるのでしょうか。ひと筆ひと筆、ていねいに描かれていく慈光さんの絵には、きっとさまざまな思いが込められているに違いありません。

同じく「体育・スポーツ」の道を進んでいて障害を負った詩人で画家の星野富弘さんのカレンダーが部屋の壁にかけてありました。

本格的に日本画に取り組み始めた頃、塚本慈光さんは、同系色の顔彩のにじみを効果的に出すにはどうしたらいいか考えていました。元体育

肉体とエネルギー体

慈光さんが入院中、シリアスな症状の多くの知人ができた。その中で腕を切断した人がいたが「切断して肉体がないはずの手の先がかゆい」という話を聞いた。切断をしてもエネルギー体はもとの体の形で残っているのだろうと思ったと慈光さん。出血多量で意識不明から蘇った人が幽体離脱を経験したという話も聞いた。体験から信じることが増えていった。そして豊かになれた。

教師で、口で絵筆をくわえて描く、画家で詩人の星野富弘さんの絵には、うらやましいほど自然な濃淡が出ていると思っていたそうです。

慈光さんは自己流で何度か試してみましたが、どうも納得できる方法が見つかりません。寝たきり生活になった自分にとって、1日の中で絵を描く時間が日一日と欠かせない時間になってきていたちょうどそんなとき、NHKで片岡鶴太郎が案内する、墨彩画術を扱った番組を見たそうです。

「そこでは、いろいろな手法の中で、濃淡をつける方法についても解説されていました」。

まず最初に、水をはじく性質が付加された、顔彩を使う日本画に適した紙があることを知りました。コーティングされているその紙は、少しだけ水を多めにして、いつもの顔彩で普通に色を塗るだけで、自然な濃淡が出ました。また、1色を塗った上から別の色を少し落とせば、慈光さんが表現したい光も描くことができました。お世話になった人への絵手紙から自己流で始まった慈光さんの絵は、ここで技術の進展を見ました。

以後、描きたいテーマに合わせて紙を選ぶようにもなったそうです。契約している印刷会社とともに少しずつ画家として成長していきたいと話しています。

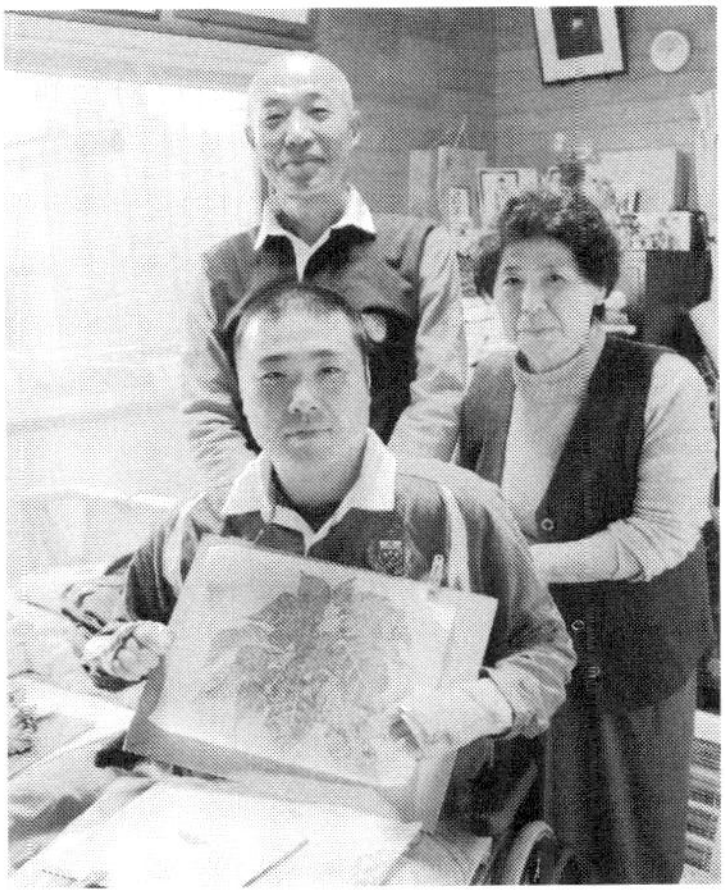

両親とともに。
事故の後、
父とは何度も議論をかわした。
父は「おまえは病気なのか
けが人なのか」と問うた。
「けが人だ」と答えた。
「けが人ならいつかは治る」。
父子の生きる姿勢は
生涯ライバル同士だ。

絶望といわれた両足の麻痺から歩けるように
～合津洋一さんの場合～

木がうまく育つよう森林の整備をしていた

合津洋一さんが大けがを負ったのは、山に入り、樹木の伐採作業をしていた２００７年11月18日のことでした。作業は共同で所有している山林の除伐作業、これは、低木を切り倒し、日光が入るようにして、植生の多様性を促し多くの木が育ちやすいようにする手入れのひとつです。

一心に作業しているとき、切り倒された木材の先端部分が折れて、いきなり合津さんの頭部から腰に強く当たりました。１～２ｍある木片だったと仲間はいいます。木が倒れるとき、大きな石に当たって跳ね返った形で、合津さんに当たったのです。一瞬のことでした。

当たった瞬間には意識が遠のいたものの、すぐに戻り、激しい痛みを感じたとそのときを振り返ります。また、激痛に耐えながら混乱する意識の中で気づいたのは「すでに両足に感覚がない」ということでした。脊髄損傷による両下肢の麻痺です。

すぐに救急車で搬送され、今日ではなかなか搬送先も見つからないことも多い中、幸運にもすぐに病院に入ることができ、すぐに治療、4時間後には緊急手術を受けることができました。現代医学では、あと数時間遅れていたら、回復は不可能だったそうです。

手術はうまくいき、なかった両足の感覚も少し戻りました。その後リハビリに入りました。合津さんは元来、前向きな性格だったので、一生懸命に取り組みました。排尿、排便ができるようになった時点で退院となりましたが、担当医から「今後、車椅子生活になります」と断言されてしまいました。「もう一生歩くことができない」といわれたのでした。

現代医学で絶望といわれても

鍼治療をとり入れたのは、病院での半年間の入院中、リハビリをしていたとき、出会ったある人からすすめられたことがきっかけでした。なんでもその人の家族は、脳梗塞後の後遺症からの回復が早まっているということでした。いいといわれることは試したほうがいいと考えた合津さんは、退院後、鍼治療を受けることにしました。初回治療は、事故から7カ月が経過した頃です。

1回目の鍼治療のとき、東京から福島に訪ねてきてくれた永野医師から「歩行を諦めず頑張りましょう」という声かけがあり、合津さんは感激しました。

現代医学の観点から、一生歩けないといわれたからといって、早々に諦めなくともいいいんだ！　そんな希望がわいてきたのです。

永野医師は、これまでの経緯や現状を問診し、さらにどのくらい動くかを触診しました。

寝たままで足がピクピクと小刻みに痙攣している状態でした。医師は足首をまわすなどゆっくりと稼働域を調べていきました。

合津さんははじめ、「頭に鍼を刺す」ということが、少し不安だったといいます。それまで鍼治療を受けた経験は皆無だったからでした。

永野医師は、症状にあわせて合津さんの頭に6本の鍼を刺しました。刺したまま、24時間を経過させます。

初回の印象は、翌日には両足がすっきりしているような感覚があったことです。以来、治療を受けるたび、同様の感覚が強くなっていきました。

驚くべきは、2回目の治療後、リハビリ中に自力で立つことができたことです。

「体全体がもやっとしている感じが強かったのですが、股から膝にかけてはっきりしてきたんですよ。鍼を刺したときの痛みや感じが、回数

合津さんの治療

脊髄損傷の場合には、頂顳帯に刺針を行う。下肢、上肢、側頭部・顔面部の病歴に効くツボが集まっているのだ。合津さんの場合には、ここに6本の鍼を打った。鍼治療を行う前は、足が絶えずピクピク痙攣していたのだが、治療後、自力で歩けるようになった。

を追うごとに強くなっていたことからもそれはわかりましたね。鍼治療を行うことで、神経が少しずつ回復していったのだと思います」

このあたりは、頸椎損傷の塚本慈光さんがいっていた実感と同じものでしょう。

リハビリテーションと鍼の併用で救われた

毎回4〜6本の鍼を刺す永野医師による数回の治療が重ねられました。3回目の治療時には、自力で椅子に座るところまで行き、4回目にはソファにつかまって伝い歩きができました。

残念ながら震災後は永野医師の治療を受けられていませんが、今は歩行器を使えば10分くらいは歩けるようになりました。病院でのリハビリも続け、もちろん自力でお手洗いにも行けるまでに回復しています。

「車の運転、仕事も続けていますし、会議に出席することもしております。鍼治療は回復に弾みをつけてくれました。西洋医学で治らないといわれることでも諦めないで続ければ効果は出る。鍼治療もできるリハビリ拠点ができれば、少しでもよくなる人が増えることは間違いない」

合津さんは、リハビリに早い段階から鍼治療を組み合わせていけば、驚くべき効果が出るはずだと確信しています。

溺れて一生植物状態といわれた息子
～小林登代子さんの回想～

死を間近に見た息子

息子、英樹は、中学時代からサーフィンに熱中して、高校を卒業するとアメリカ・サンタモニカに渡りました。遊学というのでしょうか、現地の語学学校に通いながらサーフィンをやっていたようです。世界中に友だちがたくさんできて、楽しい日々を送っていました。28歳までアメリカにいたでしょうか。

主人は会社を経営していましたので、そろそろ息子を手伝わせようと帰国させました。主人の助手のような仕事をしていまして、ちょうどアメリカ出張に行くことになり、主人より1日早く現地に飛びました。サーフィンをするためです。本当にサーフィンが好きだったのです。

溺水事故はそのタイミングで起こりました。

英樹が溺れて意識不明であると、アメリカから電話がかかってきました。

こばやし・とよこ
プロフィール

昭和10年、東京生まれ。神奈川県在住。戦中は静岡県に集団学童疎開を経験、親と離れて何でも自分でできるようになったという。4人姉妹の次女で、どんなことがあっても落ち込まないポジティブな面が目立つ性格。息子の英樹さんがサーフィン事故で意識不明となってから、5カ月後に目覚めるまで毎日語りかけ、さらに目覚めてからはよい治療法を求めて文字どおり世界をかけめぐった。

「低酸素脳症」そして「四肢拘縮」ということです。人工呼吸器を必要とする状態とのことでした。すぐに主人が後を追いかけましたが、「大変なことになっている」と連絡があり、私も追って現地に到着しました。

「除脳硬直」という、とてもあぶない状態でした。

除脳硬直とは、脳の中枢神経が障害を受けたことによって頭が反り返り、足の先まで突っ張るなどの異常肢位を引き起こし、多くの場合、回復不能と診断される症状です。脳全体がダメージを受けていることを指します。このときの痙攣というのは、本当に想像を絶するものすごいものなんです。

エアベッドに寝かされていたのですが、1日で褥瘡（皮膚や皮下組織が圧迫されて壊死した状態。いわゆる床ずれ）ができてしまいました。

意識のない息子を連れて帰国

3週間入院した後、酸素マスクを外して自力呼吸ができるようになったので、航空機で日本まで連れて帰ることにしました。医師かナースに付き添ってもらうことが搭乗の条件となっています。

医師を雇うとすると高額なお金がいるので、ナースにお願いしまして、成田まで付き添ってもらい、意識のない息子をなんとか運ぶことができました。

到着するとすぐに成田空港から杏林大学病院に救急車で運ばれて入院しました。なかなか意識が戻りませんでしたね。記憶がさだかでありませんが、3カ月くらい入院していたと思います。高圧酸素療法などを20回ほど行っても目覚めず、脳外科の権威である教授からは「回復は絶望的です。万が一、回復したとしても一生、植物状態でしょう」と宣告されました。大学病院には、緊急入院だったので、回復見込みのない患者は長く入院させることはできなかったのでしょう。

別の病院を紹介されて転院することになりました。

祈りが通じた！　息子の意識が戻る

とはいえ、時間の経過とともに、痙攣は少しずつ抑えられるようになってきていたようです。サーフィン事故から5カ月目に、英樹が目を覚ましたんです。毎日毎日、目覚めぬ息子に語りかけていた私です。その嬉しさはたとえようもありませんでした。

意識が戻るときには「ぎゃあ」というものすごい声が出るんですよ。深い眠りから覚醒するときの独特な声です。息子の場合は5カ月間眠り続けていたのですから。意識が戻るときにそういう声の出るケースは少なくないということでした。

その後、七沢リハビリテーションセンターに転院することになりました。意識が戻ったのでリハビリを開始することになったのですが、筋肉が固まってしまっていて「強直性痙攣」が何度も起き、四肢拘縮も著しく、毎晩奇声を発する状態が続いていました。

会話も単語を反復するだけで対話にはなりませんでした。

頭皮針を開始

Y記念病院に入院することになり、当時、勤務医として鍼治療も行っていた永野剛造医師の朱子頭皮針を試してみることになりました。

記録では8月16日から始めたとあります。息子は、単語が出る状態になっていたので、先生が頭に鍼を刺すと「痛い、痛い」といっていました。

さらに先生が「息を吸って　吐いて」といいながら頭に鍼を刺し、息子の腕や足を少しずつ動かしていきます。その年は1回目に続いて、8月19日、28日、さらに12月と4回の施術が行われました。

鍼を刺したときは腕が大きく上がってびっくりしたことを覚えています。専門の先生は「明らかに筋肉稼働域が増えている」とおっしゃっていました。

水難事故と麻痺

水難事故では、交通事故などと比べて死亡率が高い。いわゆる水死であるが、これは水が呼吸器系へ侵入、肺に水がたまるなどして窒息してしまうことが主な原因である。水死までには心臓発作や外傷で意識不明、パニック状態になるなどして水中から脱出できない状態になる。一命をとりとめた場合でも、麻痺や植物状態となる可能性が低くはない。

鍼治療の後、息子はそれまでのリクライニング車椅子から普通の車椅子に移ることができたのです！

その後、病院での頭皮針治療がストップしてしまい、継続して受けることができなくなりました。

後記◆その後の小林英樹さん

小林英樹さんは、Y記念病院を退院後、箱根リハビリテーション病院などへの入院を経て、北京にある総合病院でも治療を試みました。そこは日本が半分、資金提供をして設立された病院でした。

北京の病院では、鍼灸の治療はもちろん日常的にとり入れられていて、英樹さんも受けることができました。

その後、アメリカ・ロサンゼルスに東洋医学、とくに鍼をとり入れて開業している有名なクリニックがあると知り、ホテルに滞在しながら半年間、治療に通ったこともありました。保険がきかないので滞在費・治療費がかさんだといいます。

母の献身的な努力により、ありとあらゆる治療法を試した数年間でした。

近年は母の高齢化により、自宅でヘルパーさんに介護に来てもらって

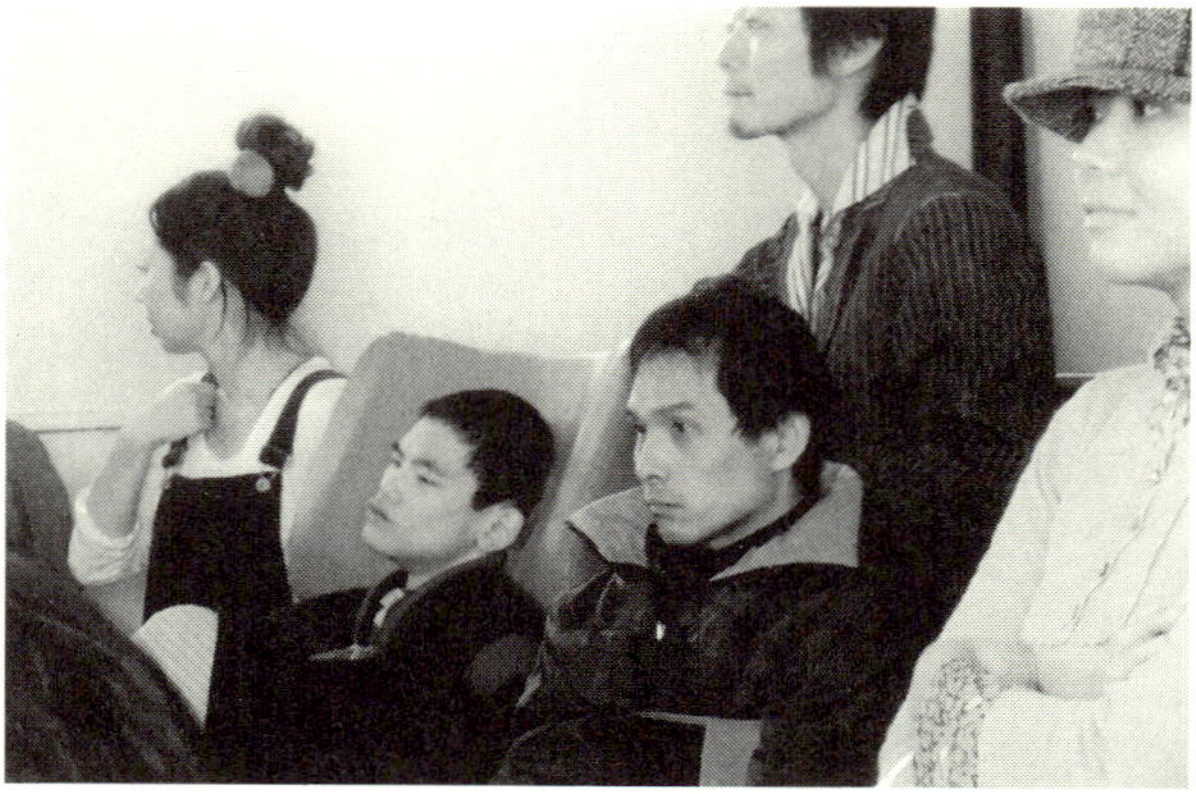

50歳のとき。
デイサービスに通い、
簡単な仕事も
できるようになっていた。
（右から二人目）

いましたが、２０１３年10月、そのヘルパーさんの故郷に一緒に連れていってもらい、介護を受けているといいます。ヘルパーの佐藤さんは「英樹は前世、私の子だったのではないかと思うくらいかわいい」といい、英樹さんは佐藤さんに見捨てられたら大変とばかりに、一生懸命に頑張っているということです。二人はいわゆる「ソウルメイト」だったのでしょう。

佐藤さんについてもらってから、英樹さんはとても明るくなり、テレビのクイズ番組を見て答えを予想したり、デイサービスでも簡単な仕事をこなすなどさまざまなことにチャレンジしていたそうです。

母の登代子さんは「私も80歳になりました。息子の介護がいつまでできるか不安だったのです。英樹はいい人に巡り合ってよかった。二人は仕合せそうにしていますよ。だから今はとても安心しています」

「植物状態を免れない」溺水事故にあったとき医師から宣告された言葉を思うと、50歳になったわが子がそれなりの仕合せを手にしている様子に、感慨深げな登代子さんです。

それも西洋医学が駄目なら東洋医学、世界各国、可能性を求めて息子のために献身した日々があったからこその物だねといえるでしょう。

ソウルメイト　肉体にとどまらず、魂のレベルにおける親しい仲間。互いに学びと経験を共有する。同じ使命や目的をもって、魂の成長、霊的進化のために一緒に生活したり仕事にとりくんだりする。それぞれのもつ波動がよく似ていて、その周波数が一定の段階になった時点で出会うことが多い。それも何らかの転機に出会い、互いを支え合ったりすることがある。

あの日の手記

大好きなサーフィンで植物状態に

息子（29歳）昨年6月カリフォルニアでサーフィン中溺水し、意識不明になり低酸素脳症と診断され植物状態になってしまいました。

3週間、現地の病院に入院し、どうやら自力で呼吸できるほどになり、日本に連れて帰り、大学病院のICUに入院しました。

しかし高圧酸素療法などなど試みましたが、意識は回復せず、酸素が脳に行かなかったので、大脳がだいぶん萎縮し、おそらく回復の見込みはないといわれ、2カ月ほど他の病院に転院しました。除脳硬直という、痙攣が絶えずあり、体は棒のように突っ張り、これがあの元気だった息子かと、地獄のような毎日で、それでも絶対諦めず、必ずよくなると自分自身にいい聞かせて、毎日病院通いをしていました。

その病院は付添さんがすべて世話をしてくださり、わかってもわからなくても毎日毎日話しかけ、スキンシップをしてそれはかわいがってくださいました。

それが功を奏したのか、5カ月ほどしましたら、体のほうの痙攣も少なくなり、少しずつ反応が出てくるようになりました。

話しかけたことに泣いたり、それから徐々に名前を教えるとそれを反復するほどになり、嬉しくて大学病院の先生に報告しましたら、それは喜んで奇跡に近いと驚いておられました。

奇声を発する

もちろん、気管切開してあるので声は出ないのですが、口の開け方でわかるし、泣くと声が少し出るのです。しばらく後に気管切開も閉じたところ、大きな声が、泣き声が大きく、それと同時にギャーという奇声を発するようになり、まるで赤ちゃんと同じです。

食事も流動食から粥とハイスピードで体力も回復していきました。しかし知能のほうは最初の単語のみで赤ちゃんに教えるように一つ一つ教えていくのですが、すぐに忘れてしまうし、ときには前のことを思い出すこともあり、一進一退の日々を送っていました。体は全然動かず、首を少し動かす程度で、目も明暗はわかる程度でほとんど見えないようでした。

少しずつリハビリをしてくださいましたが、思うようにならず、その頃テレビで北海道のA病院で植物人間がリハビリで意識を取り戻していたのを見て、これはもっと本格的にリハビリをしようとい

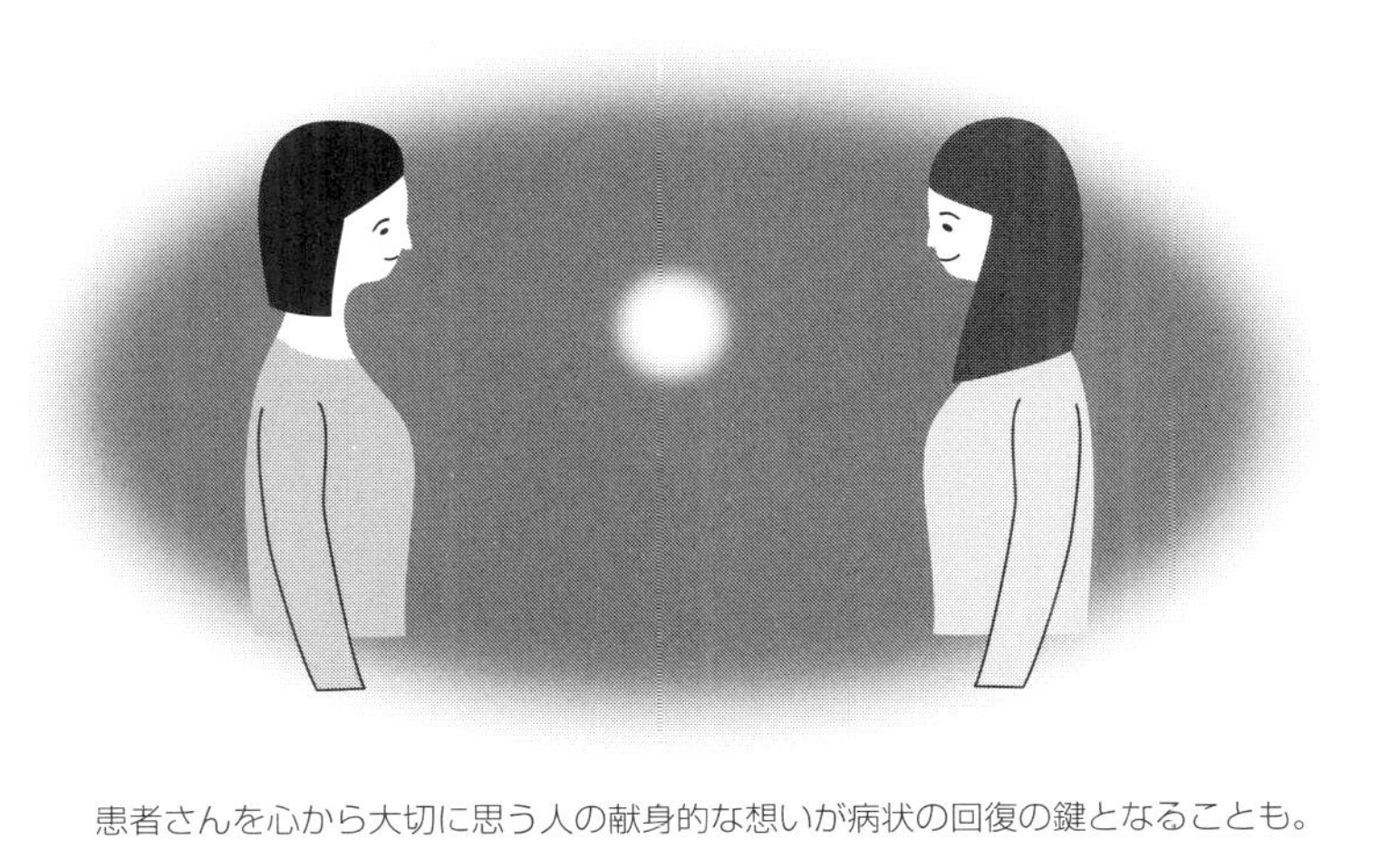

患者さんを心から大切に思う人の献身的な想いが病状の回復の鍵となることも。

ろいろ調べました。やっとのことで県立リハビリ病院に入院でき、毎日リハビリを受けましたが、そこでも体のほうはまず動かないだろう、一生全介助になるだろう、99・9％絶望的といわれました。

事実、少しも好転しなかったのですが、絶対に治してみせるとの信念で西洋医学が駄目なら東洋医学の鍼、気功など調べました。いかんせん、車椅子に1～2時間、座るのがやっとの状態で、精神的に不安定で、夜中には大きな呼び声を出すわ、それで強い抗精神安定剤を与えられ、前の病院でははっきりしていた言葉も呂律がまわらなくなり、最悪の状態になってしまいました。目覚めかけた脳のほうが駄目になってしまうと、いろいろ捜し、4番目の病院で受け入れてくださいました。今度の病院の雰囲気・環境はとてもよく、少しずつ落ち着いてきました。

院長先生始め、諸先生リハビリのスタッフなどなど実に親切で、なんとかして息子をよくしようと、本当に真剣に取り組んでくださった結果、徐々に体の筋肉も柔らかくなり、希望が出てきました。

すがる思いで頭皮針を試す

8月に入り鍼を始めたところ、驚くほど効果が出て脳の働きが見違えるようになり、それとリハビリを連動したところ、全然上に行かなかった手が頭のほうに上がるようになり、右手の親指と人差し指でバナナなどをとらえられるようになってきました。そして今、装具を両足につけ、自力で座れ、また立てるような訓練に励んでいます。全然動かなかった体がほんの少しずつ動いて力もついてきています。まるで夢のようです。息子はきっと自力で歩けるようになると信じています。

今にして思えば、絶望的な状態で万に一つの可能性もないと宣告されても、必ずこの子は治ると信じて毎日神仏に願いながら頑張ってきました。医者がなんといおうと、絶対に諦めては駄目です。本人も目が見えなくても必ず見えるようになると信じていましたら最近はよく見えるようになり、テレビを楽しんでいます。普通の会話もできるようになりました。必ず、手足も動くようになると信じています。

それもこれもよい先生方や付添さんに恵まれたことが大きく、非常に感謝しております。とくに鍼の先生には感謝しております。鍼をしなかったらここまでになるのに、もっともっと時間がかかったと思います。

諦めないところに道は開ける

私どもが息子を諦めなかったのは、知り合いの息子さんで交通事故で重体となり、やはり5カ月ほど意識不明となり、その後目覚めたのですが、小脳等をやられ先生には言葉も一生駄目だろうといわれたにもかかわらず、8年かけて自力で歩き、ちゃんとしゃべれるようになった方がいらしたからです。

そのご両親から絶対に諦めてはいけないと励まされました。手足は硬直し、とても回復不可能に思われていた方が努力に努力して今ではちゃんと自力で歩いて生活していらっしゃいます。

最後の最後まで人間、諦めてはいけないと思います。親および身近の人が諦めてしまったらいったい誰が助けてやれるでしょうか。必ず先が見えてくると思います。はじめは遠い遠いかすかな光もそのうちに徐々に明るさを増して近づいてくると思います。

最後まで、諦めずに頑張っていくしかないと思います。

テレビ視聴者からの手紙

小林さんらの事例から、頭皮針治療の有効性について紹介した、フジテレビ・スーパータイムの特報は、多方面に影響をもたらしました。幡ヶ谷の永野医院には、難病を抱える人の家族らからさまざまな問い合わせが入りましたが、中に次のような手紙がありました。

視聴者からの手紙

スーパータイムの特報を見てどうしてもご相談したくお手紙を書いています。我が家には４人の子どもがいます。長男７歳長女６歳次男２歳４カ月次女11カ月です。どの子もお産は軽く、普通分娩で出産しました。ご相談したいのは次男のことです。

次男は平成３年６月、３６５０ｇで生まれました。何ごともなくすくすくと育ったのですが市の９カ月健診のとき、まだおすわりができませんでした。

11カ月過ぎになり、自分でおすわりとはいはいとつかまり立ち、つたい歩きができるようになりましたが、おすわりは前かがみでバランスが悪くよく後ろにひっくり返っていました。その後バランスを自分でうまくとるために正座をするようになりました。

1歳過ぎて一度、防衛医大の整形外科を紹介していただき診ていただきましたが何もないといわれました。

1歳5カ月くらいになっても歩くことができずおしゃべりもできないため今度は防衛医大の小児科をおとずれました。

その後は尿検査、血液検査、レントゲン、CTスキャン、MRT、筋電図といろいろな検査をしていただきましたが何一つ異常は見られずリハビリをしながら様子を見ていくということで今年の2月より防衛医大のリハビリテーションに通院しています。

現在は毎日、家のまわりを2㎞ほど歩く練習をしています。なんとか手をひいてぎこちなく、なんとかというところですがヨタヨタと歩いています。

自分では、どこかにつかまって立ったところから10歩くらいが限度です。おしゃべり、おむつとりなどは進歩がありません。

定期的に通院はしているものの、もう2歳4カ月、このままでいい

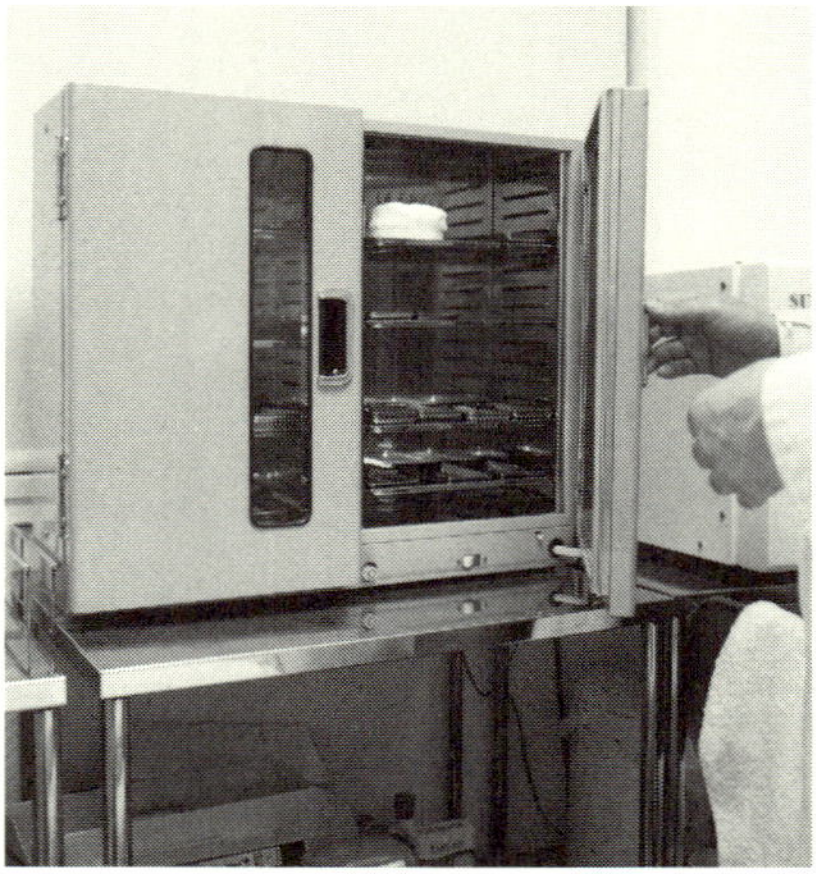

病院で治療を行っても改善しない症状には、東洋医学や代替療法が合う場合も。

のかと最近、考えることが多いのです。

検査的には異常のないこういう子には、頭の鍼治療は効果はないのでしょうか。テレビで4歳の女の子が歩いたり走ったりできるようになってボールを蹴っているのを見て、うちの子も…と思ったのです。

出産にも異常がなく思い当たることもないのに、市の1歳6カ月健診では脳性麻痺だといった先生もいました。でも親としてはどうしても納得できないのです。駄目でもともと、可能であるのなら次男に鍼治療をしていただきたいのです。頑張って次男と通院します。どうか一度、診察をお願いしたくお手紙を書きました。よい知らせがくることを信じて待っています。よろしくお願いいたします。

できないこと

1　一人で歩けない
2　言葉をしゃべらない
3　自分でスプーンを持って食事をしない
4　おむつがとれない
5　おもちゃで遊ばない

母が書きとめた治療開始後の変化

1993年11月25日　初診
ほしいものに対して手を出す反応が早くなった
11月30日
右足の反応がよくなり、足をブラブラさせるようになる
12月3日
頭の鍼を気にして自分で抜くようになる
12月7日
鍼の後、病院で36歩歩いた！
電車に乗ると頭を気にするようになる
「痛い」という言葉を聞くと頭をさわって鍼を確認するようになった
12月10日
ものにつかまらずはじめて立つ！
外では手をひいて歩いてもすんなりついて歩けるようになる
妹とおもちゃのとりあいをしたり、駄目といわれたことでも興味のある限り続けるようになる
風呂の浴槽にじかに足をかけて入ろうとするようになる

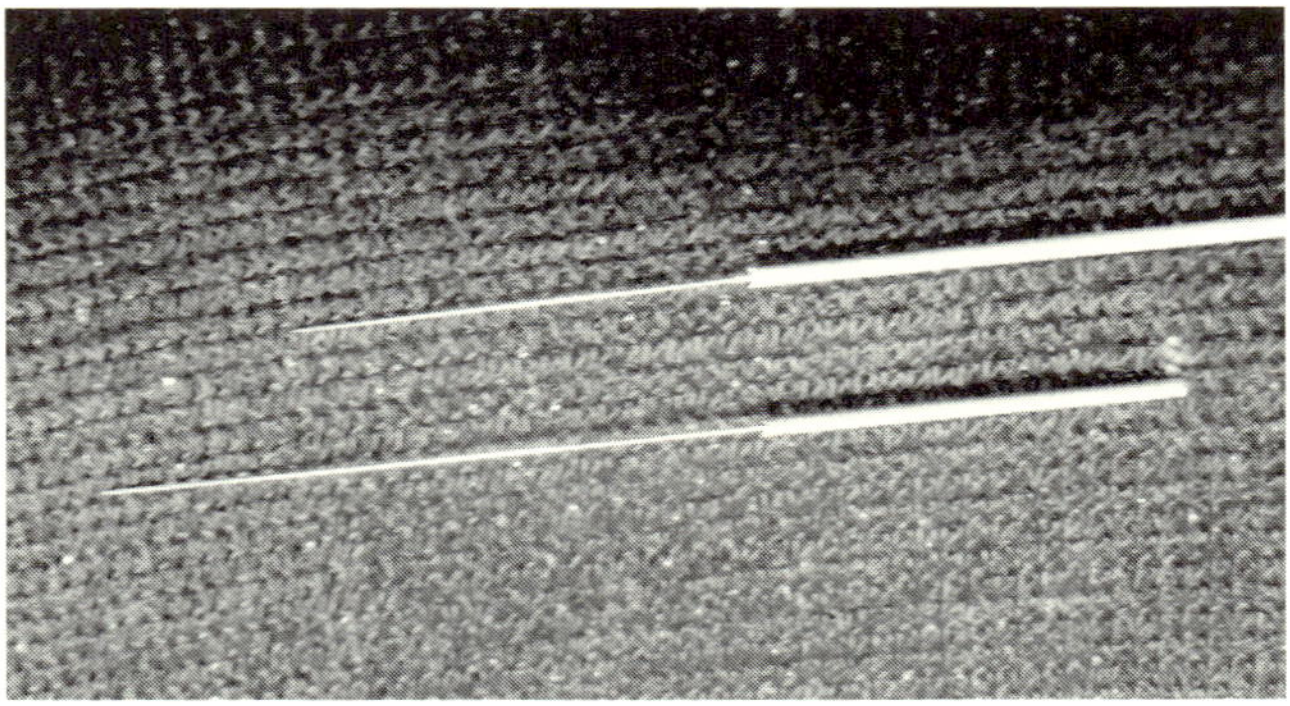
上が子ども用の鍼。少し短くなっている

流しによじのぼってくるようになる

12月13日

屋外での歩行練習では40～50歩自力で歩く！

12月20日

気に入らないと妹をつきとばすなど自己主張が強くなった

12月28日

何にもつかまらずに立って歩けるようになっている

固くて重いドアを自分で開けて出入りできるようになった！

１９９４年１月７日

家の中でははいはいでの移動が減り、外では１００歩も歩けることがあった！

１月14日

ものを持って歩くこともできている

早足も10歩ほどできるようになっている！

永野医師の考察

主訴以外は表情、神経学的にも異常は認められず、患児の父親・祖父も歩行開始が遅かったとのことで、家系的な因子も考えなくてはならないと考えました。しかし、兄弟姉妹はまったく異常なく成長しており、母親はこのまま歩けなかったらとの強い不安を持っていました。

前医（大学病院）にても異常は認められず経過観察中であったことから、初診時において同様の意見を述べましたが、母親の強い希望により、年末まで週2回の頭皮針を続けました。結果は記録に見られるように、一カ月で歩行が可能となり、周囲への関心が高まり、自己主張もするようになって、お母さんは大変喜んでいらっしゃいます。

今まで見られない反応、行動が表れるのは、すでに脳性麻痺などの患児で同様の効果が得られていますが、その機序については未だ不明で、脳波、その他で研究していきたいと思っている次第です。

脳梗塞で片麻痺になった夫
〜常盤なみ子さんの手記〜

治療後すぐに……

夫・陽一は平成20年1月26日、脳梗塞により左片麻痺を発症しました。緊急入院して安静加療となりましたが、病院ではほぼ回復不可能といわれていました。それは、「右脳動脈血栓」で、ともすれば首筋の太い血管に心臓からの血栓ができるということでした。それは手術も、溶かすこともできないもので、発症すれば経管栄養をとりながら寝たきりの状態になり、最悪の場合には死もありうるということでした。

私には、脳の病気は3時間以内の治療で改善するという思いがあったので、それを聞いてパニック状態になってしまいました。

ところで陽一は、発症から1カ月くらいまで記憶は残っていませんでしたが、会話は普通にできる状態でした。

発症1カ月の頃、2月27日に1回目の頭皮針治療を行いました。「どうだった?」と本人に聞いてみますと、「痛みがあった。治療開始すぐに麻痺していた手の先が動いた。この驚きはものすごいものだった…」

立ち会っていたすべての人びとが思わず「あっ」と驚きの声を上げたほどです。

その後、頭皮針治療を20回以上、続けました。永野先生には毎週末に1回のペースで来てもらいました。治療のたびに効果を感じます。動きがよくなっていきます。3月中旬頃、持口リハビリ病院に転院してからも病院とは別に鍼治療は続けていました。

1回目の鍼治療の数日前から車椅子に乗ってリハビリを開始していましたが、病院で、リハビリの効果がよいということで理学療法士、作業療法士の方々が驚いていました。たいていの患者さんは土日などの休み後のリハビリは動きが悪くなるのに、夫はその逆だったからです。

リハビリと鍼治療を並行していっていったことで、よい効果が出たのははっきりしています。

諦めるのはいつでもできる

何ごともそうですが諦める、そうするとそこでストップになってしまいます。諦めることはいつでもできます。このことが一番大切で難しいことかと思います。私自身、「脳梗塞は治らないんだ」と決めつけてい

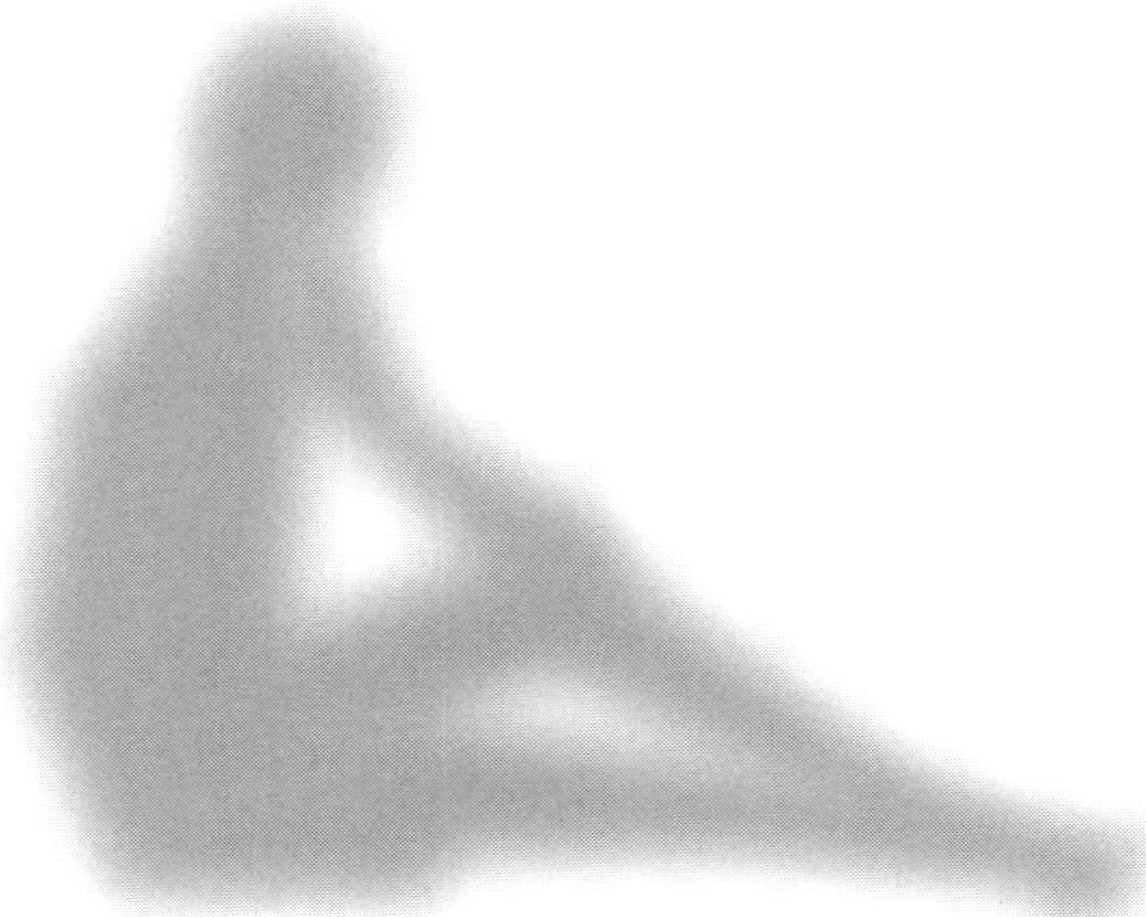

たとしたら、このようにいろいろなことに挑戦もせず、病院の先生の言葉に何の疑いもなく過ごし、不自由なままの毎日を過ごしていたことでしょう。

私は以前、ちょっとしたきっかけで、永野先生も会員の自律神経免疫療法を知っていまして、1カ月近く、免疫療法の脳外科の先生に手当たり次第に電話し、陽一の症状を説明し、助けを求めましたが残念ながら陽一の症状を話すとほとんどの先生方から、「無理」との回答をいただいていました。それは関心がないというわけではなく、どの先生も直接電話口に出てくださったり、とても心のこもった対応をしてくださっていました。

「枠」を外せば病気が治り始める

私たちはどうしても多数の人の意見などを信じてしまいます。新しいこと、変わったことはなかなか受け入れることが難しいようです。

治療の体験談は声を大にして、私たちのような人に知らせてあげたいと思いつつも、理解していただくことはかなり難しいことと何度も悔しい思いをしたものです。『夢の扉』（ＴＢＳ系列。希望を持って夢を追う人たちのドキュメント）というテレビ番組がありましたが、医療・治療の番組放映後は患者が殺到する事態になると聞いたことがあります。病気で苦しんでいる、困っている人がたくさんいるということでしょう。
　頭皮針治療でよくなる方もたくさんいらっしゃるかと思うと残念でなりません。西洋医学ではどうしようもなくて困っている方々に一人でも多く知ってもらえたらと願っています。

後記◆手記を受けて

　私たち人間はもとより、すべての命あるものは、おおいなる力により生かされています。このすべての「源」から、生命エネルギーが入ってきます。元気に生きるためにはよいエネルギーを取り込むようにする必要があるのです。

リハビリテーションと頭皮針

――先生、PNFって何ですか。

永野　いい質問ですね。東洋医学の頭皮針治療は、西洋医学の概念であるPNF（proprioceptive neuromuscular facilitation）の考え方に近いものだと考えています。固有受容性神経筋促通法と訳せますね。

１９５０年代に、リハビリテーション医学の理学療法の手技として確立されたものです。

対角線的、螺旋系の人間本来の動作に着目しているのが特徴の方法で、身体に備わる「反射」を促通手技として活用しているわけです。

――促通法とは朱氏頭皮針ではとても大切なファクターでしたね。

永野　刺針しながら神経系に繰り返し刺激を与えつつ、患部を動かしていくというファシリテーションテクニックは欠かせないものですね。目的に応じた運動行動の合理性を学習させ、統合に至り、よりコントロールされた運動機能を再建することを目指しています。

まずはＰＮＦの概論を学んでみましょう。ＰＮＦでは「人は生まれながらにしてできることに限りがあるとともに、潜在能力が存在する。障害者を含むすべての人間には潜在能力がある。その潜在能力を引き出すための理論、哲学」ということを基本的な考え方にしています。

たとえば、頭皮針の施術をするとき、患者さんに肘を曲げるように指示を出します。そのときに患者さんの意志により少しでも筋肉が収縮したら、その瞬間を見逃さないようにして、肘を曲げる動作を繰り返させます。神経麻痺の患者さんはその意志があってもそれが筋肉に伝わらないことが最大の問題です。ところが、施術中は筋の緊張がとれ、力が出ますから、筋肉に微妙な変化が生じるのですね。これを見逃さないことがとても重要なのです。病気によって神経と筋肉の伝達が停止もしくは低下した状態になっているのですね。頭皮針は脳を刺激してこの伝達を回復できる（すなわち促通させる）のです。

このように考えると、頭皮針で気を流すことによって、ここでいう「潜在能力」が引き出されるということになるのです。

――治療法に哲学があるわけですね。

永野　そう。もっといえば、しかるべき要求をつくり出して、もちまえの反応を引き出すための努力をすることが、潜在能力を伸ばすと考えています。また、動作は繰り返し反復することで学習効果を増し、技能も向上しますね。身体各部の協調性もアップしてきます。そして、動作に変化をつけていくことで、疲労回復効果も望めます。この理論を応用したリハビリといえますね。

ここで補足すると、脳卒中で半身麻痺が起きた人は、反対側が動かなくなって片麻痺が起こりますね。この状態は「人には潜在能力がある」というより、もともとあった能力が毀損された状態ということになります。半身が動かなくなった状態を東洋医学的に見ると、そちら側の「気」が流れなくなり、動かなくなった状態です。

ですから、頭皮針の刺激でそちら側の「気」を上げて流れるようにしてあげれば、「もともとあった能力が戻ってくる」ことが望めます。とても合理的な治療法だと思いませんか。

――セラピスト、東洋医学でいえば鍼灸師が気をつけるべきポイントは何ですか。

永野　神経生理学的な経験則の蓄積が鍵になるでしょう。セラピストや施術者は一定の資質とトレーニングは必要になるだろうと思います。志望する人、指導できる人とともに養成しなければなりません。

あとは患者と横の関係を保ち、共同事業を行っていくというスタンスを継続させることが大事です。縦の関係になっては、患者の「治りたい」という積極的な気持ちを引き出しにくくなりますからね。

潜在能力を引き出すのは自分自身ですから。また、個々人によって能力が違うように回復の速度やパターンも異なります。

これを把握し特性に合わせてプログラムを進めていくことが、最大の効果を生み出すことも忘れてはならないと思います。

――もちろんその目的は……

永野　神経筋機構の回復を促し、できるかぎりの機能的改善をはかろうとする患者をサポートすることです。頭皮針治療の方針とも一致します。

潜在能力を伸ばす

ほとんどの人は日常、実際に持てる能力の数%しか使っていないといわれている。この使っていない力を潜在能力という。俗に「火事場の馬鹿力」といわれてきたものは、緊急時には持てる限界に近いところまで力を出せるものとの意味が込められている。「ここまでしかできない」「治らない」と決めているとそのままの状態が続き、反対に、自分の能力を信じて努力することで潜在能力が開花するのも頷けよう。

エネルギー医学とは何か

鍼治療を考えるときには、エネルギーの医学について理解しておくことは大切です。今、先進的な考え方で研究・臨床を行っているのが自律神経免疫治療研究会です。その理論を通してエネルギー（気）について考えてみましょう。

つむじ療法

頭を刺激する治療で代表的なものの一つは、自律神経免疫治療研究会が行う「つむじ療法」です。この治療法は福田稔医師が開発したもので、頭に注射針を打って、悪い血を出してしまうと自律神経が調節されて全身の病気が治るというものです。

今はこのような激しい痛みを伴う治療をする人はほとんどいませんが、その原法は頭皮針の考え方にまったく一致するものです。現在多く使われているのは磁気針という磁石を先につけた棒を使って、頭のてっぺんから手足の指先まで気の滞ったポイントを刺激していく方法です。出血する心配はなく、自律神経の調整という目的を達成できるのです。この方法の原理は福田医師の体験によるものです。

福田医師は自律神経免疫治療を指先から注射針で血を出す（瀉血といいます）ことで実践していたのですが、頑張って治療をしすぎて体調を崩し、脳梗塞や心筋梗塞になってしまい、その後重度の鬱病になってしまったのです。

もともと薬は使わないという強い信念を持たれていたので、鍼灸治療を受けていました。鬱病には頭のてっぺんの百会というツボに鍼を打つのが常識ですから、鍼灸師さんはここを中心に治療したのです。ところが一向によくならないのです。そうこうしているときに、ある鍼灸師さんがつむじの位置に針を打ったのです。その瞬間、福田医師によれば「サアーと気が流れたのがわかった」ということで、それ以来すっかり鬱状態から脱してしまったのです。それからはつむじからどんどん気を流すことに徹してとうとう指先までの気の流れる道（これを東洋医学では経絡といいます）がわかるようになったのです。これを研究会の会員たちは学んで、つむじ療法として広めているのです。

このような不思議な経緯から生まれたつむじ療法ですが、その原理は「気を流す」という点で朱神針、閻三針と同じであるといえます。

自律神経免疫理論　治りにくい病気は自律神経の乱れを修正するとよい。注射針や磁気針、レーザーで刺激し、副交感神経を優位にすることで、嫌なものを排出・排泄させる。月１回の採血で、粒球とリンパ球の割合と数を見ながら治療効果を判定していく。症状がよくなってくるにしたがって、顆粒球とリンパ球の値が正常に近づいてくる。

エネルギー医学は自律神経をととのえること

保険診療にあてはまらず、西洋医学の範疇にない治療法を代替医療と呼び、これはエネルギーの医療ということができます。

ただし代替医療ならなんでもいいというわけではなく、その効果は本当にあるのか、また治療効果がある療法であっても施術者の腕前も考慮されるべきです。

しかし「エネルギー」という見えないものを治療するというのですから、それを評価する方法など見つかりません。実際に治療を受けて効果が出たという人の体験談や口コミで判断されるにすぎませんでした。

自律神経免疫理論は、この点について、効果が出たかどうかを簡単に判定できる非常にすぐれた理論となっています。

自律神経免疫理論とその治療法を説明して、永野医師が関与したことのある個々の代替医療の有効性を検討してみたいと思います。

我々は、通常、朝起きて活動し、活動の合間に食事をしてエネルギーを蓄え、夜になったら眠るという形で日々生活しています。

活動と休息というリズムをつくっているのが自律神経です。自律神経は交感神経交感神経と副交感神経という相反する2系統の神経から成っ

福田稔先生

1939～2014年。福島県生まれ。新潟大学医学部卒。1996年、刺絡療法に出会い、独自の研究を重ねて自律神経免疫療法を確立、多くの医療者に影響を与え、日本自律神経免疫治療研究会理事長などを務めた。2014年4月7日に逝去。

ています。

エネルギー体と肉体の接点

エネルギー体と肉体の接点をどう考えたらいいのでしょう。とてもデリケートな問題です。

「気」は肉体のエネルギーそのもので、かつ肉体の「型」でもあります。肉体の型といっても理解しにくいので、バイブレーショナルメディシン（波動医学）という有名な本の一部を紹介します。

ある実験ですが、動物の子宮に内視鏡を入れて、気が見える人に観察させたそうです。すると胎児のまわりに光のようなものが見えて、その光を埋めるように胎児は成長するということがわかりました。

にわかには信じがたいかもしれませんが、とてもまじめな記述です。これを事実と考えると、身体のまわりに見えた「光」は明らかに「気」ですから、気が肉体の型だということが理解できます。

エネルギー体＝気が肉体の型であり、エネルギー源であると考えれば、エネルギー体が壊れたら肉体も壊れるということが理解できるでしょう。エネルギー体が傷つけば身体の調子が悪くなるということも納得できます。

陰陽思想・五行学説　すべての事象は、それ単独で存在するのではなく「陰」と「陽」が互いに相反する形で成立し、対応しながら動いているという考え方。また五行思想は相生・相剋という性質が違いに影響を与え合う。相手の要素を強めたり弱めたり、補ったりする。

「気」は東洋医学ではどのようにとらえられているのか

気を表現する方法はあるのでしょうか？

東洋医学では気を「陰陽虚実」という形でとらえています。

「陰陽」という考え方は、古代中国の哲学的思想です。通常は陰陽五行説ともいわれるように、陰陽学説と五行学説は一体に語られます。

万物の根源は「気」であるという理論を基礎に宇宙を認識し、宇宙空間のすべての変化や流れを説明するというものです。この陰陽説に注目してみましょう。

陰陽説では「すべての事物は内部に対立する陰陽によって成り立っていて、その拮抗は事物の運動、変化、発展の内在的な動力である」ということになります。

つまり、すべては陰と陽がめぐりながら動いていくことで、宇宙が成り立っているといいかえることができます。

陰陽にはそれぞれ「証」があり、陽証は交感神経タイプ、陰証は副交感神経タイプをそれぞれ示します。

「陰陽の気」という見えないエネルギーが身体に表れるときには、自律神経の働きとして表れるのです。これは重要なポイントです。

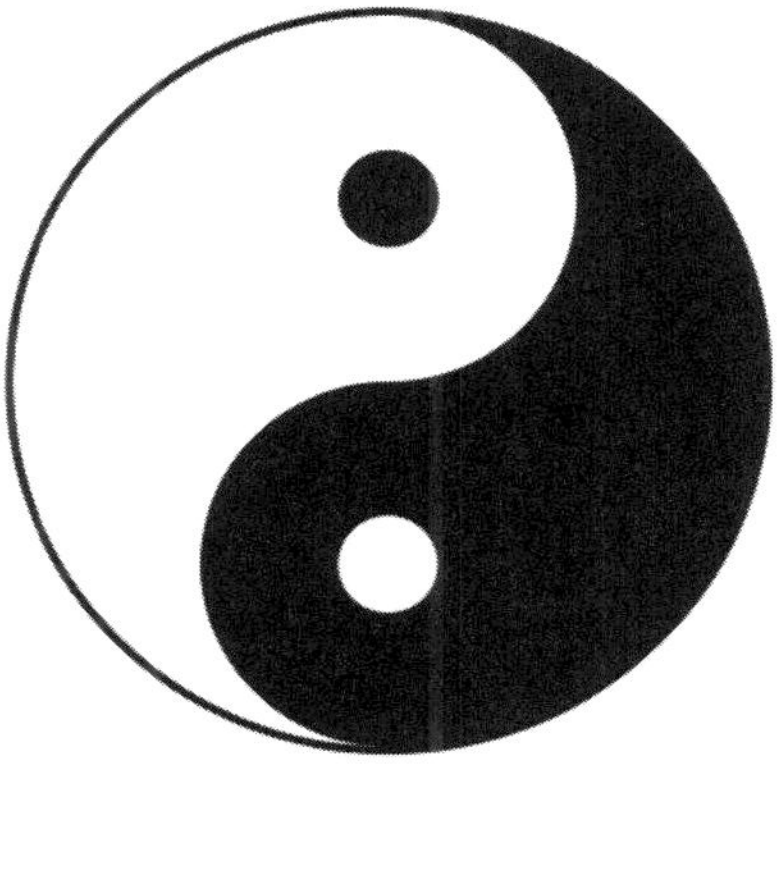

太極図…陰と陽は巡りながら動いていくことを表している。

人間のエネルギー（気）の元は、心の問題に行き着く

——心の問題と現代医学についてお考えをお聞かせください。

永野　「自分」とは何でしょうか。自分とは「心」と「身体」を合わせた存在です。心だけなら肉体のないフワフワとした魂のような存在になります。

心とは「自分の一部であり、脳コンピュータの活動の結果生じる、質量のないエネルギー」といえるでしょう。現代医学では実体のないものは決して認めません。気や生命エネルギーを中心とする東洋医学はほとんど顧みられることはありませんでした。

現代医学は「身体の異常を治す」ことだけに傾注し、すべての生命エネルギーはブラックボックスに押し込められてしまいました。そのため語ることもできないわけです。最近ではわずかに心の問題を考慮する医療や先生も出てきました。これからの分野だと思います。

——隠されたブラックボックスの構造について教えてください。

現代医学の「心、身体」観

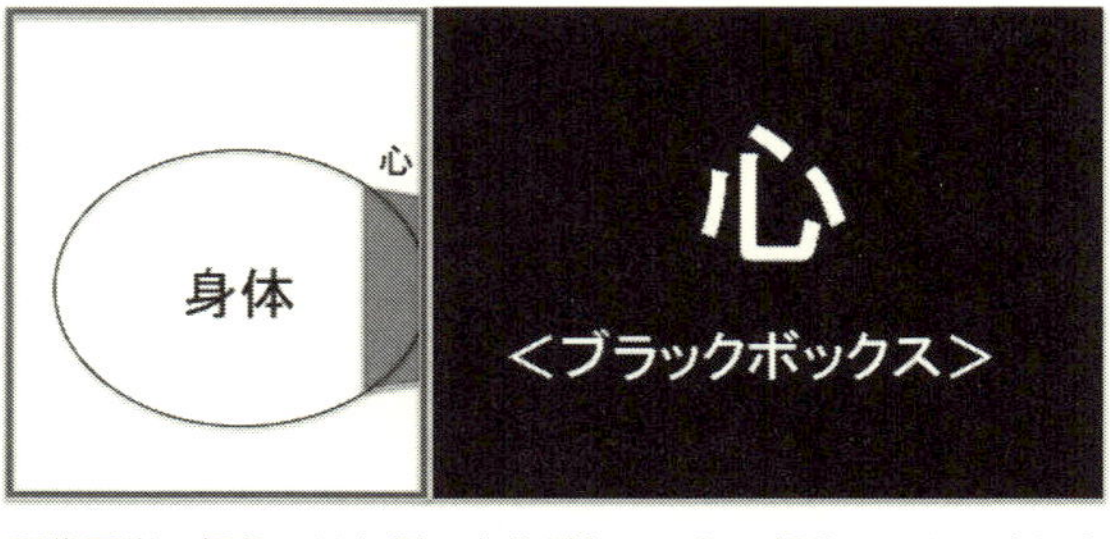

現代医学で扱うのは左側の身体が主で、心の部分はほんの少しを考慮するだけ。実際には心のあり方が病気を引き起こしていることが多く、そのメカニズムはブラックボックスに押し込まれたままだ。

永野 車にたとえると、身体は車の車体、エンジンが心です。エンジンに生命エネルギーが注入されるのですがパイプのところが、+と−にわかれています。プラス思考だとエネルギーを受け取るパイプが上向いているイメージで、どんどん注入されます。逆にマイナス思考だと入りにくくなります。

またボディ＝身体（フィジカル）、エンジン＝心（メンタル）、パイプ（宇宙から生命エネルギーが入ってくるところ）といいかえることができます。病気から元気にする治療とは、これら3点をすべて治すことがポイントなのです。

――現代医学は身体だけしか診ていない？

永野 現代医学では、ボディ＝身体は相当な部分まで治すことができるようになっています。しかし、じつは、病気といわれるものの多くは、治療に頼らず、自分でコントロールできることも少なくないのです。

『自ら病気を治す』ということで予防医学にもつながります。私のスタンスは現代医学を否定するものではありません。状況に応じて代替医療と組み合わせるべきときにきていると強く感じています。

エネルギー医学の「心と体」観

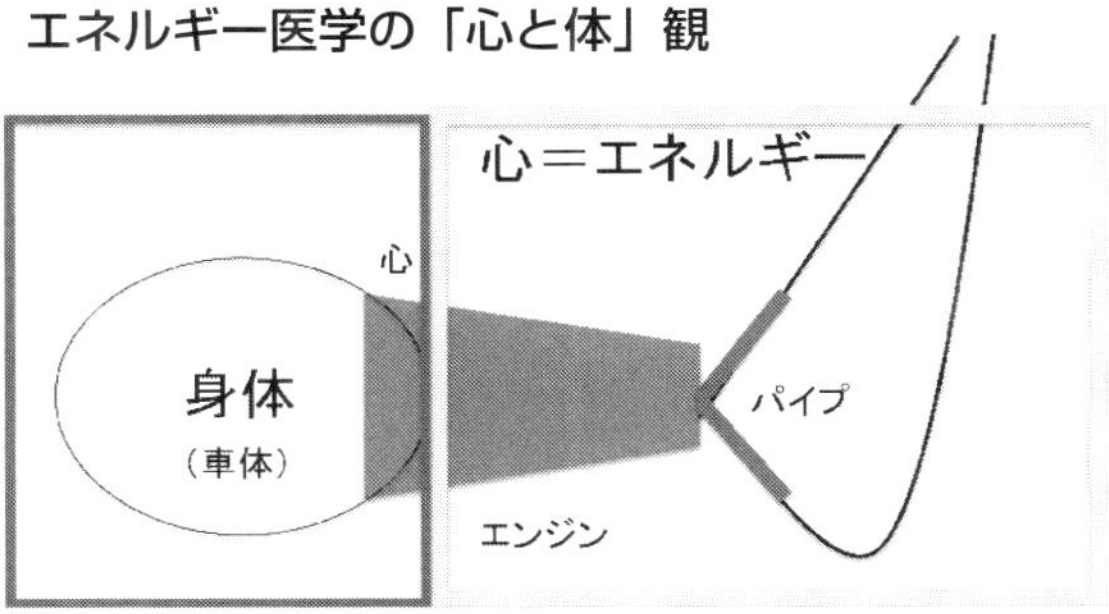

現代医学では「心」はブラックボックスであるが永野流エネルギー医学では「心」のしくみを想定して、生命エネルギーを高める方法論を構築したそして「身体、エンジン、パイプの3点を上手に管理すれば病気は自然に治っていく」という結論を得た。

――鍼治療と西洋医学は現在、日本では両立できないのですね。

永野　保険の病院でやろうとすると混合診療であるといって病院で止められてしまいます。いい治療法であることは確かなのだが、どこの病院でもできない。理学療法、作業療法といったリハビリテーションもまた、西洋医学の範疇にあり、鍼を受け入れてくれることはまだまだ少ないのです。

エネルギー医学とは

日本では、健康保険が適用される従来医療以外の医療を「代替医療」と呼びます。代替医療とはエネルギーの医療といいかえることができます。

エネルギーの医療というと、何か胡散臭いもののように思う向きもまだまだ多いでしょう。しかし、これは中国4000年の歴史のある「気」の医療とイコールのものです。エネルギー医学は「気」の医学なのです。

人間は、普通、人間が目で見ることができる物質的身体（肉体）と見ることができないエネルギー体からなる複合体です。

エネルギー体は「気」で、それは自律神経のはたらきとしてあらわれます。

身体と心の統合医療　「人間のエネルギー（気）のもとは、必ず心の問題に行き着く」を理念とし、西洋医学と東洋医学の統合をめざした医療の実践が必要。そしてすべての病の根本には心の問題があるとの信念で代替医療と呼ばれる分野も積極的に取り入れていく。これからの時代の医療を考える欠かせない視点だ。

刺絡療法や全身鍼治療は、肉体を刺激することで、エネルギー体を調整していく療法です。また、波動療法はエネルギー体を刺激して肉体を調整していこうとします。双方からのこの働きかけにより、効率的に治療が進んでいくのです。

エネルギー医学は、おおいなる力を信じ活用した次代の医術といえそうです。

おおいなる力

人間が生きていくとき、どこからか生命エネルギーが流れ込んできて、元気に生きていけることに気づくことをシンプルな習慣にしよう。それは広大な宇宙から小さな一人ひとりの人間という存在に流れこんでくるもの、そしてこの生命エネルギーは「気」だ。感謝をもって生きるとき、この素朴な真実に素直に気づけるはず。

第3章

円形脱毛症と向き合う

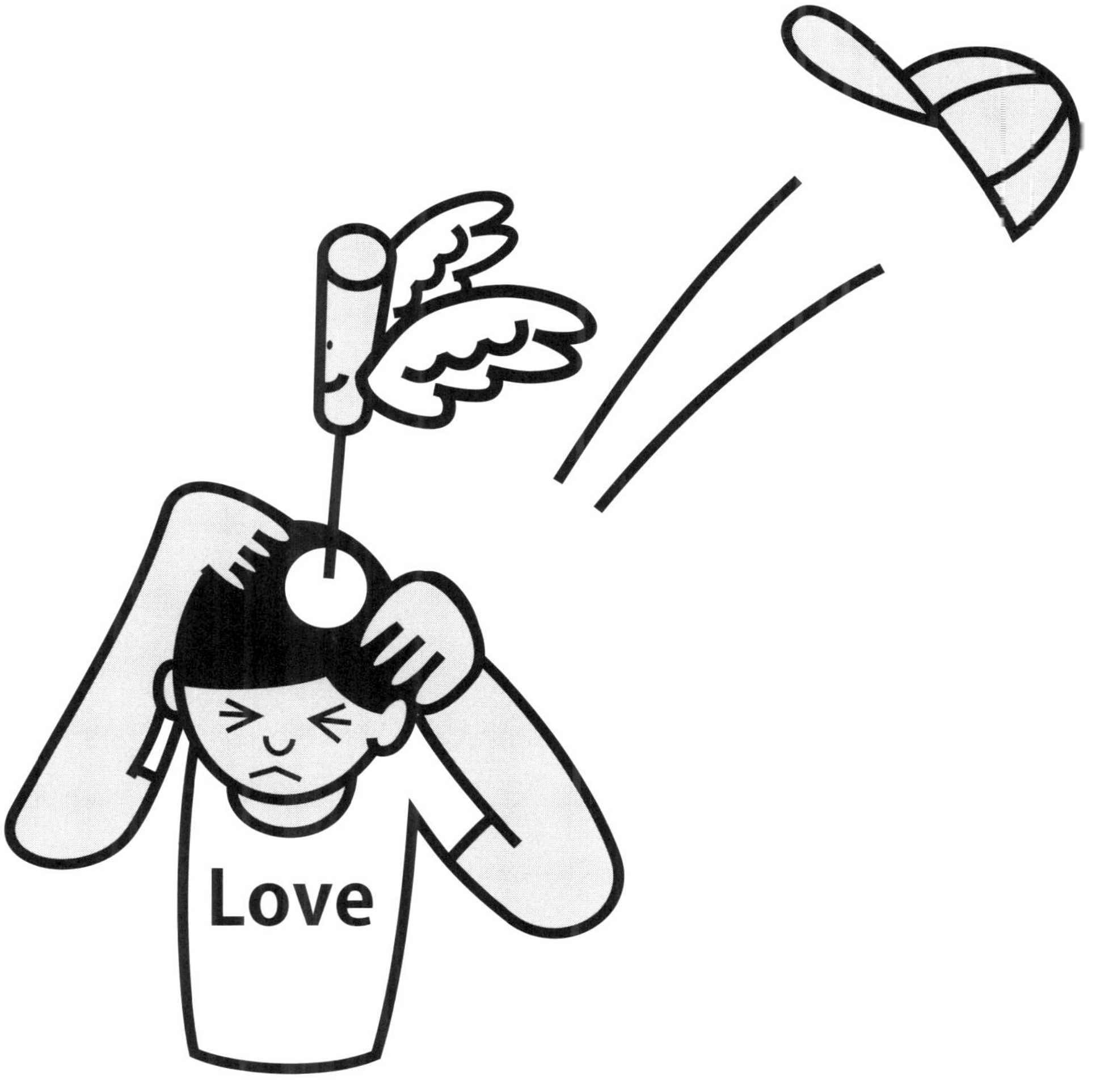

円形脱毛症に効く「閻三針」

脱毛は中枢神経系の乱れが原因

毛髪は皮膚の一部であることをご存知でしょうか。頭髪はたとえば日本人の場合、５万本～14万本と個人差はありますが、平均10万本生えています。１日に50～70本は抜け落ちているといわれます。そうして後から新しい毛髪が絶えず生えかわってきているのです。毛根の生え際には毛細血管がはりめぐらされています。

「毛髪が生えてこない」という悩みは、その当事者にとっては人生を左右するほど重大なできごとである場合が少なくありません。とくに若い女性の場合には、毛髪が生えないことは大きな苦しみとなって自我をも傷つけてしまいます。またどのような年代であっても円形脱毛症は西洋医学だけの治療では完治しにくく、長くひきずる悩みとなってしまうでしょう。脱毛症の治療を始めて30年近くが経過した永野医院の臨床例から、この症状は心の問題が大きく関わって起こっていることがわかってきました。

閻世燮（エンスーシエ）　1913年北京に生まれる。父親は内科医として鍼灸治療にもあたっていた。７歳から父親について中医の勉強を始める。病気で苦しむ人々の助けをしたいという気持ちが自然と育っていった。20歳で開業し、43歳からは脱毛治療の研究に取り組んだ。一生をかけて編み出した閻三針は、世界的に影響を及ぼした。

脱毛の原因は一言でいうと中枢神経系の乱れです。長期にわたるストレスなどで中枢神経が緊張することが続くと、自律神経に影響が出ます。すると、血流障害という現象が起きて、末梢血管の循環障害が生じます。これが原因で毛が抜けるのです。

このようなことから、東洋医学では中枢神経のことを「神」と呼びます。これは文字どおり生命活動の総称です。「神気」の乱れがあると臓器も正常に働かなくなり、心身のバランスを崩し、エネルギーが悪くなって健康ではいられなくなってしまうのです。

東洋医学は全身を俯瞰する

東洋医学は全身を見る医学です。心身両面から人間をとらえ、「病」を見ていきます。皮膚医学、麻酔科学、精神医学、そして鍼を含めた東洋医学という、広い視野から取り組む統合的な治療により、脱毛症の治療は成果を上げてきたといえます。もはやどのような病気でさえ、ひとつの診療科だけで解決していくのは、ますます不可能な時代となってくると考えています。ここで必要になってくるのが「真の治療」です。縦割りの弊害を排して、全人的な見地から病気を見ていくことが求められているのです。

エネルギー理論との出会い
～ある女性の手記～

～波動療法との組み合わせで～

２００８年10月からストレスによると思われる円形脱毛症の症状が表れました。12月に近所の皮膚科を受診し、液体窒素やステロイド以外の塗り薬や内服薬を処方されましたが、症状は改善せず、２００９年の３月には全頭脱毛になってしまいました。

この間、大学病院の診察も受けましたが、「原因はストレスであることが多い」といいながらも、かぶれ治療をすすめられたため、原因を放置したままでは回復しても、また再発してしまうのではないかと思い、治療を断りました。

その後、６月に顔と首、腕にアトピー性皮膚炎が表れ、目も腫れて勝手に涙が出てくるなどの異常が出てきました。

精神的に不安定であると自覚していたので、自律神経の問題かもしれないと思い、インターネットで検索すると永野医院にたどり着きました。

電話をした翌日に予約ができ、診察してもらうとエネルギーが病人レベルということで、鍼治療を受け、先生の本を手にして帰りました。

先生の書かれた本の中で述べられている「プラス思考」は自分も以前から心がけていたことなので理解しやすく、次の診察の際にはエネルギーは普通のレベルに改善していました。その後の治療でさらに改善していきました。

精神的に追い込まれたとき症状が出る

もともと白血球や血小板不足、貧血など血液には問題が多かったためか、白血球のバランスは悪いままながらも、12月頃に産毛が見え始めました。翌年2月に2回目の波動検査を行い、波動水が変わった後、4月の血液検査ではリンパ球が増えていました。

その後、心身に負担がかかっていると自覚できた時期に白血球内のバランスは悪くなりましたが、負担がなくなるとバランスもよくなりました。今では、前頭部と後頭部の生え際の一部以外、9割がた発毛しているので、髪が伸びればウィッグもとれるのではないかと思っています。

12年ほど前にも一度仕事のストレスから円形脱毛になりましたが、上司から「部署を異動していい」という話を聞いたその夜に脱毛が止まった経験があるので、今回も気の持ちようで症状が変わると信じていましたが、気持ちの切換えができないくらい精神的に追い込まれていました。そのような状況で、アトピーも発症し、何とかしなくてはと思って、たどり着いた永野医院でしたが、最初の診察で脱毛症が「心」と関係していると認めてもらえたことが大変嬉しく、こういうお医者さんに出会えてよかったと感激したことを今でもよく覚えています。

その後の診療でも、波動水や針といった身体への働きかけに加え、「心」の状態を改善するための「プラス思考」のアドバイスや、「心」の問題に関する話を聞いていただける安心感も手伝って精神的にだんだん楽になっていきました。

永野医院を訪ねなければ、こんなに早く回復していなかったので、同じ病気に悩む人には、ぜひ永野先生流「エネルギー理論」に出会って、一日も早く回復してほしいと心から願っております。

脱毛症と心

脱毛症と心の状態には密接な関係があるが、あまり知られていない。本人にとっては精神的・肉体的に辛く、また治療にも長くかかる症状であるのに、他人にはその苦しみを容易に理解してもらえないところに二重の辛さがある病気といえる。治療開始時期によっても大きな違いがあるが、一進一退を繰り返すことが多く、気長な治療が求められる。

治療には意識改革を伴う

7歳の悩みが再発

症例をもう一つ紹介しましょう。

最初に円形脱毛症になったのは7歳のときでした。しかしこれは自然治癒しました。その後、大人になってから再発してしまい、頭皮の髪がすべて脱毛してしまったのです。

皮膚科にかかり、そこで可能な限りの治療をしていただきました。液体窒素、紫外線、かぶれ治療、ステロイド内服…

少しは好転するきざしが見られたものもありましたが、どれも決め手となる治療にはなりませんでした。

永野医院に紹介されたのが3年後でした。永野先生は「髪がなくなって3年経っていても、さまざまな治療に対して反応していたのなら大丈夫ですよ」とおっしゃいました。さっそく頭皮針治療を始め、紫外線、そのうちレーザーによる星状神経節ブロック療法も併用するようになりました。初診の7カ月後、産毛とまつ毛が生えてきました。

さらにどんどん毛が生えてくるという嬉しい展開になりました。完治の期待を抱いていたのですが、永野先生は「治ろうと焦らないことが大事」とおっしゃいました。

完治までには一筋縄ではいかず、治っていると思っても途中で弱いところが脱毛することはよくあるのだそうです。自然体で根気よく続けることが一番なのだということでした。

その後の回復は順調だったのですが、先生のいうように、一部脱毛を繰り返すこともあり、カツラを手放すまでには至りませんでした。

治療開始から1年半の頃、この頃は髪も少しずつ生えてきている頃でしたが、先生が「自律神経免疫療法」をすすめてくださり、鍼に加えて、スチーマーとレーザー治療を受けるようになりました。

さらに翌年には波動療法で毛髪のエネルギーを上げていくということを試しました。同時に「プラス思考で生きる」ということについて先生から教わりました。

さまざまなことがありましたが、永野医院に通院し始めて5年、頭皮針から始まり、さまざまな治療を試していく中で、悩んでいた脱毛はほぼ治ってしまいました。焦らず、諦めず、前向きに治療をしていくことが大切だったのだと思っています。

プラス思考で生きる

通常、人間は「感覚→感情→思考→行動」という順序で行動を起こしている。その場合、マイナス感情があると思考と結びついてしまい「感情脳」に支配され結果的にマイナス行動をしてしまう。その悪循環を断つには「感情と思考」を切り離し「マイナス感情があってもプラス行動をする」と心がければよい。行動は思考の表れなのでプラス思考になる。

閻三針概説

統合治療の実践

「星状神経節ブロック療法」「心理療法」「鍼併用療法」と、円形脱毛症の治療法は年々進歩してきました。現在、私・永野は皮膚科治療としてはスチーマーを併用して統合治療を行っています。

しかしながら脱毛の治療は長い時間がかかり、しかも全身的調整が不可欠なため、治療の中心は鍼治療に置かざるを得ません。

閻三針発見の軌跡

閻三針は閻世燮が30年間の研究の末に開発したオリジナルな鍼治療です。閻世燮は1913年北京市に生まれました。開業医であった父親の後につき7歳の頃から診察室に入って父の診察を見ていました。まさに「門前の小僧習わぬ経を読み」の毎日だったようです。

20歳になったとき自力で開業し、内科医として治療に当たっていました。1956年、43歳のとき、ラジオの質問コーナーで脱毛の人の訴え

回　復　症　例

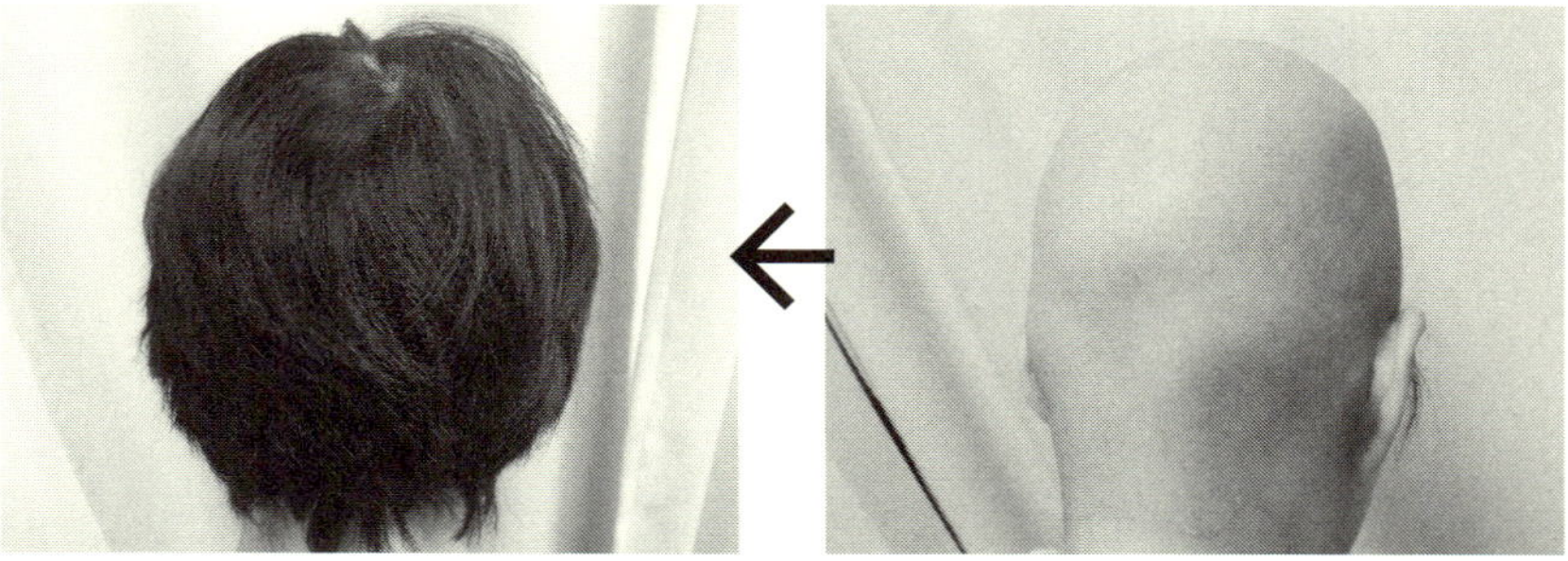

を聞いたことがきっかけで、脱毛の研究に取り組みました。そのときの閻世燮の思いは、私と同じで「脱毛症に関しては、効果的な治療方法が発見されていないだけに、患者の悩みは大変大きなものでした。だから、私はその研究に専念する決心をしたのです」というものでした。当時の中国では脱毛は細菌の感染が原因で起こるという説が主流だったようです。この説は日本でも一時受け入れられていたものでした。しかし閻先生は「中枢神経の乱れ」に着目しました。

およそ40年前にストレスに原因があると考えたのです。確かに脱毛の患者をたくさん見ているとストレスが背景にあると感じられますが、40年前に当時の学説をくつがえして持論を主張するというのは、よほどの確信と信念を持たれたのでしょう。改めて敬意を表したいと思います。

はじめは漢方薬を中心に治療を試みましたが思ったような効果が得られず、針での治療を考えました。約2年間自分自身の頭にも鍼を打ち、その感覚や頭皮の状態などを観察し、まったく新しい脱毛の特効ツボを発見しました。

「信念が夢や希望を現実化する」とはよくいわれることですが、閻世燮の熱意はまさにこのことをそのまま実行された好例だと思います。私もときどきこの話を患者さんにするのですが、多くの人が感銘を受けられます。

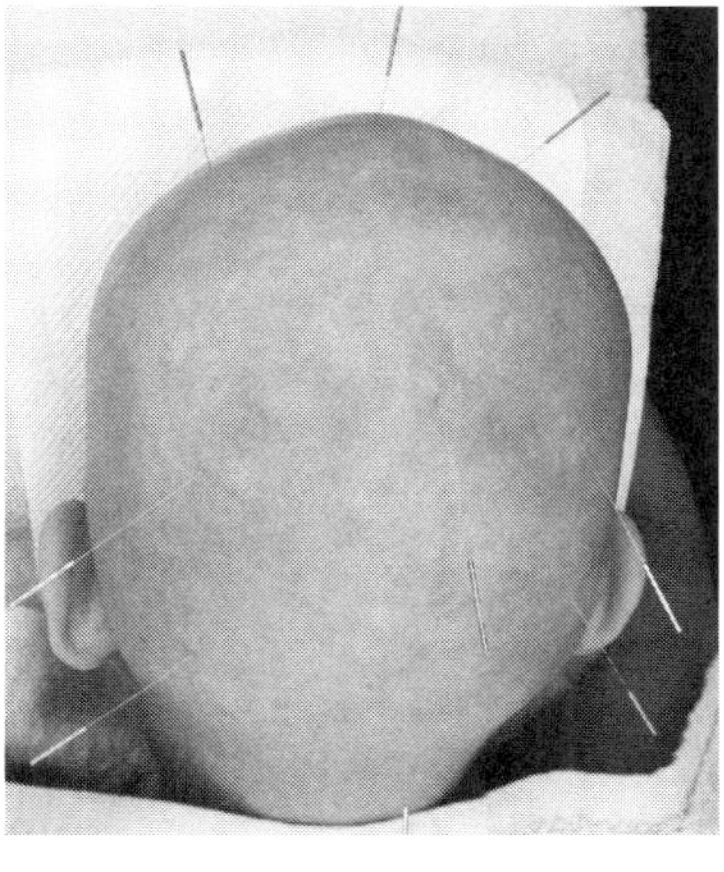

脱毛症の患者さんの
針治療の例。

場の相乗効果

闇三針とは「防老」と「健脳」という闇世燮が発見したツボに3本の鍼を打つ方法です。防老は頭頂部の「百会」の後ろ一寸（3cm）のところにとります。健脳はうなじにある「風池」の下五分（1・5cm）の両側にあります。（図）

闇三針を打ったときの感覚は一種独得なものです。私が闇三針の体験ツアーに同行して中国へ行ったときに、闇先生に闇三針を打ってもらった（私は脱毛ではありませんが）ようすを書くのが最も正確であろうと思います。闇先生の診察室は狭いところで、3～4人入るといっぱいという感じでした。闇先生は3本の針を30秒もかからず打ちました。刺すときの痛みはほとんどなく、鍼を少し捻っていたように思いました。鍼を離すときに「ズッ」という感じがしました。これは後で説明しますが「得気」といって鍼独得の感覚です。

鍼を打ち終わると、廊下の長椅子に20分程姿勢よく座り、目をつぶって瞑想するよう指示されました。目を閉じて座っていると額の中心部（眉間）にモゾモゾした変な感じがしてきました。眉間は最も強く「気」を出すと

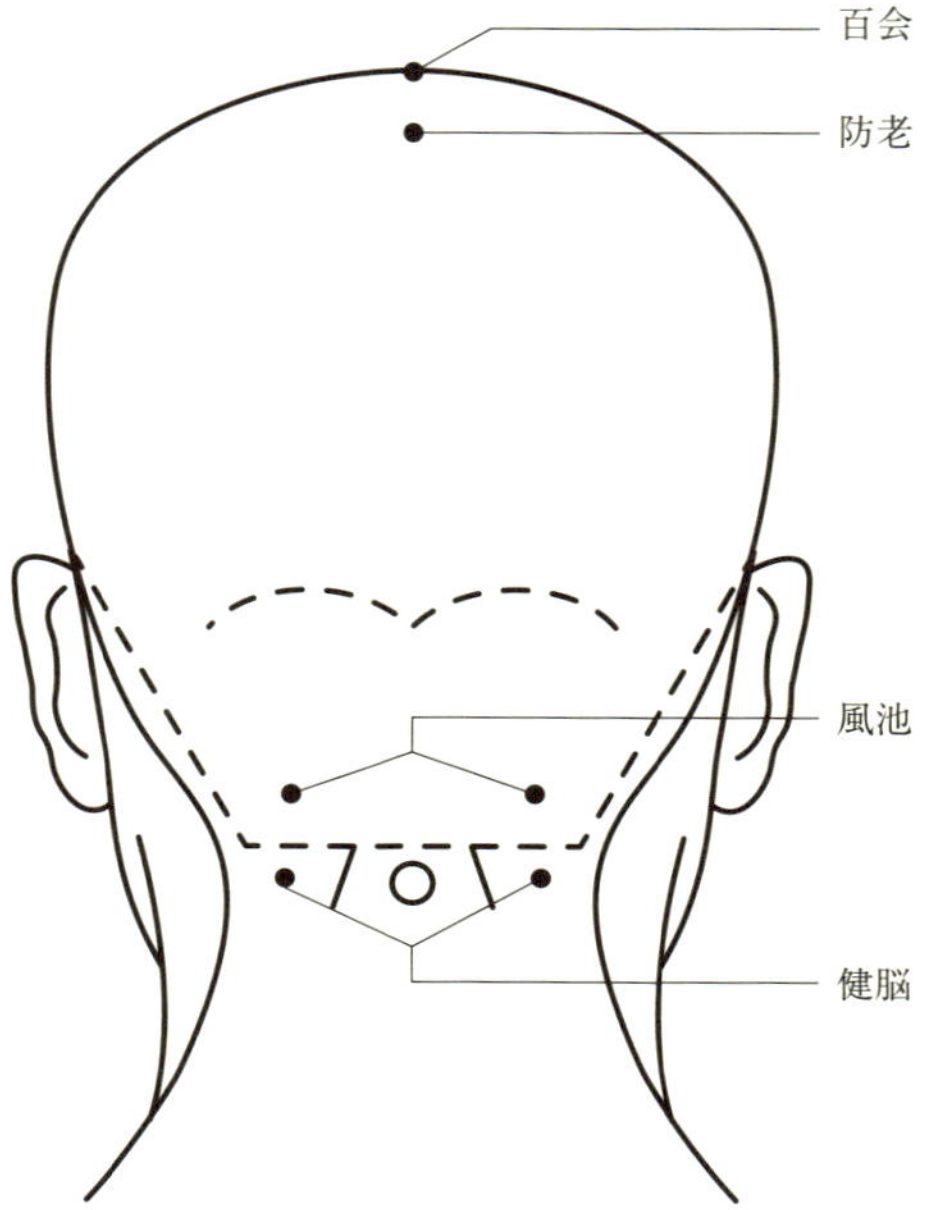

ころとして知られていますが、このときは「気」ということにあまり関心がなかったために、変な感じだなと思っていました。

閻世燮の診察室は狭いのですが患者さんは廊下の椅子に座って瞑想したり、親しくなった患者さん同士でおしゃべりしたりしています。全体の雰囲気は絶対に「治るぞ」という患者の「気」持ちがひしひしと感じられるものでした。このような医師と患者、患者同士のつくる、病気を治療しようという一体感のもたらす「場」の効果は大変重要で、私自身も常によい治療の「場」をつくろうと苦心しています。

鍼と脳波

閻三針を打ったときの眉間のモゾモゾした感じはおかしな感じだなと思っていました。これは後日私がアルファ波を出させる器械というものを紹介され、数ヵ月アルファ波を出す訓練をしたときに体験したものと、まったく同じ感覚でした。

この器械のことをもう少し説明しますと、はちまきのような脳波を検知するベルトを巻いて目を閉じて瞑想するのです。アルファ波が出だすとピーと音がして、その状態を続けるようにする器械です。もともとアルファ波は目を閉じると出やすいので、この種の器械には否定的な人も

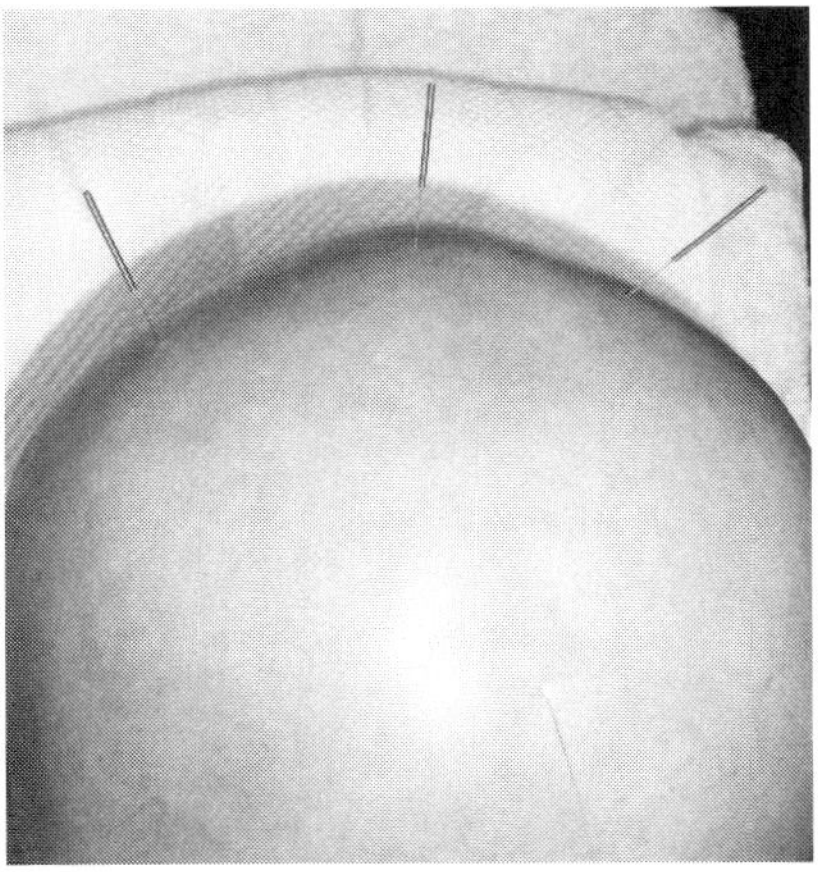

鍼治療は脱毛症に有効。
とくに発症１年以内に
治療を開始すると効果的だ。
写真のような
全頭脱毛からの治癒例も。

多いのですが、やはり持続的に出る状態にするには、気持ちを落ち着けて、意識を集中しなければなりません。（蛇足ですが、座禅をしているときもこのアルファ波が出ますが、このときは開眼状態で出るところに違いがあるといわれます）。このときの感じと閻三針を打ったときとは、同じ感じだったのです。

閻三針を打ったときに得られた状態は、アルファ波優位であったと思います。このような感覚を鍼の用語で「得気」といいます。閻三針を打つと「得気」を得る。すると脳波はアルファ波が優位で心が安定した状態になり、ストレス状態から解放され、リラックスしてくる。つまり、閻先生のいう「中枢神経の乱れ」がとれてくるために脱毛が治るといえます。

これで閻三針の「防老」「健脳」の３本の鍼の意味が理解できたと思います。このあたりで「頭に鍼を打つ」意味を考えてみましょう。

頭針法とは？

閻三針は頭のツボに鍼を打ちます。

脱毛の研究を始めたとき、閻世燮はどうして頭に鍼を打ったのでしょうか？

こんな馬鹿な質問はクイズの問題にもならないと思われるかもしれません。

誰でも「頭がハゲているから頭に打つのは当たり前、考えるまでもない」と答えると思います。これは正解です。しかし、「答えはこれだけです」と言ったら笑われてしまいますし、第一、閻世燮に失礼です。

私も医者の端くれですので、もう少し医者らしい答えを用意しないと誰も信用してくれなくなると思います。頭の鍼のことを少し説明しましょう。

中国の鍼といえば体に打つものと考えると思います。これを体針療法といい、鍼治療の主流ですが、この他に「微針法」という方法があります。

これには痩せる鍼としてしばしばマスコミに取り上げられる耳針法（いわゆる耳バリ）や頭に鍼を打つ頭針法、目の周囲を使う眼針法、足の裏健康法などといわれる足針法などがあり、目や耳、頭、足の裏などには全身の働きを反映するツボがあるといわれます。このように局所を使って全身的な治療をする特殊な方法を微針法といいます。

「閻三針は微針法の中の頭針法の一法で脱毛症の特効療法である」と認識してください。

回　復　症　例

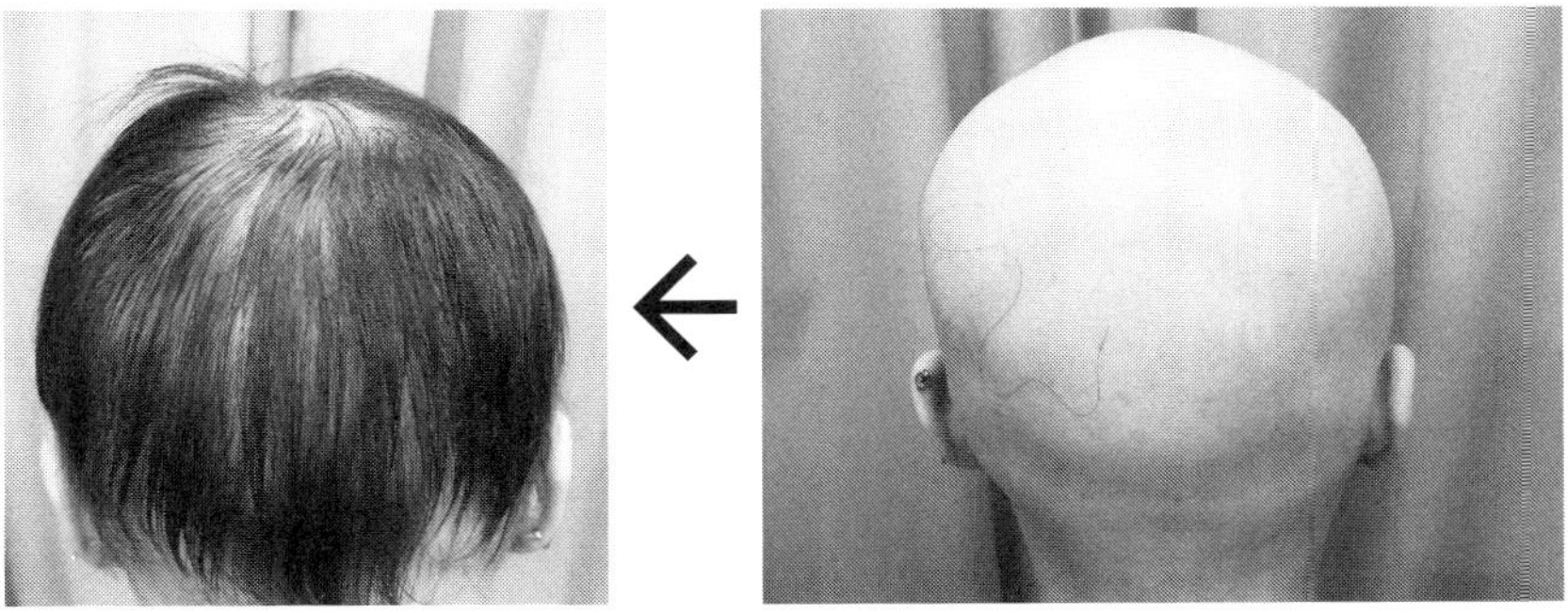

頭と鍼の関係

東洋医学では「頭」はどのように考えられているのでしょうか？

中枢神経の働きを「神」といいます。中枢神経の働き「神」がなければ生命は働きません。ですから中国では「神」というのは生命活動そのものをさす言葉です。

その「神」が存在する（蔵《ゾウ》す）ところが頭ですので、頭はとても重要な場所と考えます。

「気」の経路である多くの経絡が頭に集まります。

名前だけあげますと、①任脈　②督脈　③太陽膀胱系　④少陽三焦系　⑤少陽胆系　⑥厥陰肝系　⑦陽明胃系　⑧陽維脈　⑨陽きょう脈があり、その他、十二経別の脈気も皆頭、顔面に至るとされています。このように頭部には数多くのツボがあるのです。たとえ話ですが西遊記の孫悟空の話を思い出してください。

観音菩薩から授かった金の「わっか」＝緊箍児《きんこじ》を三蔵法師が孫悟空の頭にはめてしまい、孫悟空が何か悪いことを企てると三蔵法師が「なんだら、かんだら」と呪文「緊箍呪《きんこじゅ》」を唱えます。すると頭がぎゅーと締め付けられて身動きできなくなります。これは、頭にはめられた「わっか」がツボを締めつけるからに他なりません。

子どもの脱毛症

子どもの場合、生活の場は家庭環境、学校、保育園等に大きくは限られます。１歳で脱毛になった子どもの一例をみてみると、「弟や妹が生まれ、自分に向けられた関心が少なくなった」といったことが誘因になったケースが。いずれも敏感な子どもに多いので、両親はその子への接し方、育て方を学びたい。理解が進むと１年ほどで回復するケースが多い。

このように、全身をめぐる経絡は頭に戻ります。中枢神経の働きを「神」といい、「神」は生命活動そのものという意味がおわかりいただけたでしょうか。このように重要な「神」の異常で病気になるし、「神」を正せば全身的にも調整されていくと考えるのは当然かと思います。これを東洋医学では「治神」といいます。ですから、中枢神経の関係する病気には頭皮針は最も有効な治療法なのです。

閻世燮は、脱毛は中枢神経の乱れが原因と考えていました。治療に頭部のツボを使った理由はここにも表れています。

子どもの回復症例

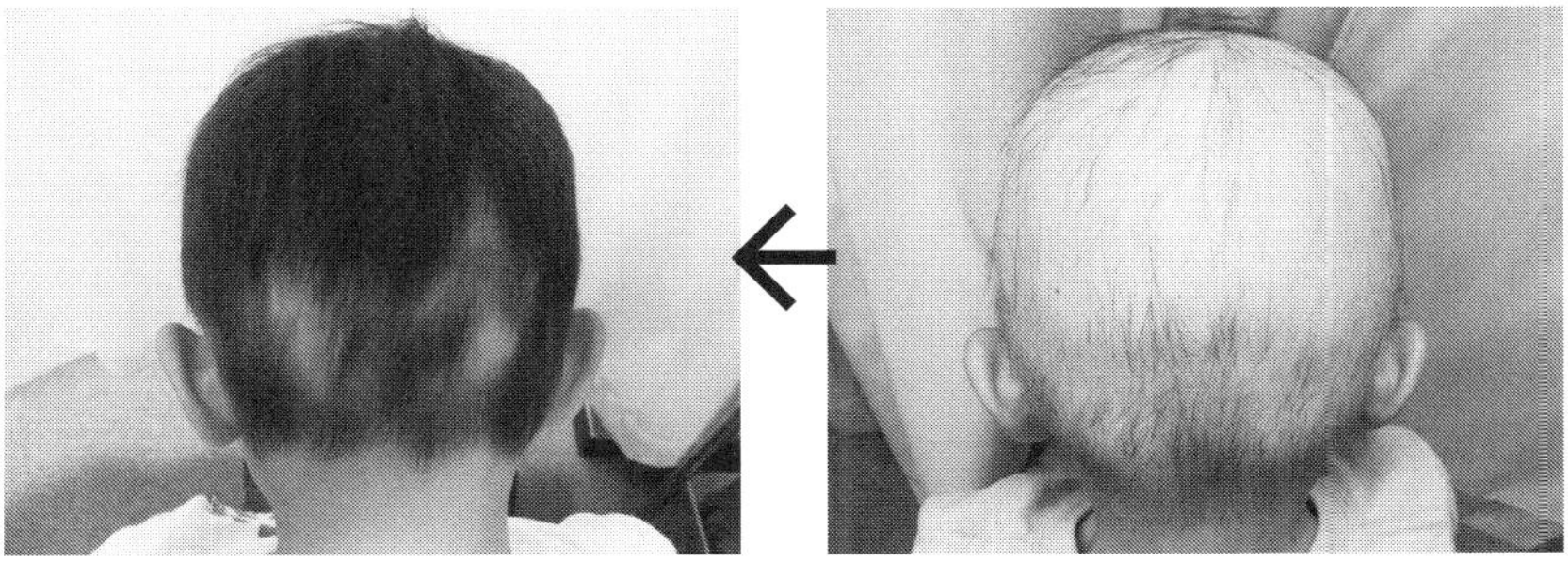

無理解の波に揉まれながら1歩ずつ

鍼治療は円形脱毛に有効か無効か

円形脱毛症は何もしないで治ることもあります。しかし難治性になるとなかなかやっかいな病気です。

頭皮針治療は円形脱毛症にとても効果の高い治療法ですが、その報告はほとんどありません。

皮膚科学会がまとめた「円形脱毛症の治療ガイドライン」というものがありますが、この中ではなぜか「鍼治療は行うべきではない」ということになっています。

少しだけ説明しますと、脱毛症の治療効果判定をするにあたり、一番難しいのは病型（単発、多発、全頭などのタイプ）の問題、また難治性をどのように判断するかということです。

この２つの要素が絡んでくると、グチャグチャになって統一性のある評価ができなくなってしまうのです。

２００３年に鍼灸大学の先生が円形脱毛症の鍼治療ということで数十

患者さんの気持ち

20年前頃は脱毛を絶対に人に知られたくないとする人が多かった。よいカツラができた最近では不自由はしなくなったが心理的には同じ。絶対に知られたくないと婚期を逃した人もいる。逆に彼に脱毛症であることを告白してより互いを理解しあい結婚に至った人も。ネガティブな気持ちはできるだけ捨てる方が未来が開けるという一例。治療効果も上がる。

例の治療経過をまとめて発表しました。ただ、脱毛症と一口にいってもさまざまなケースがあるので整合性がとるのが難しくなってしまいました。

皮膚科学会ではこの論文に対して「脱毛巣の個数や脱毛範囲、鍼灸を行った間隔や施行回数も不明で、病状や経過の記載が不十分で医学的な評価をする水準に達していない」と切り捨ててしまいました。さらに、鍼灸治療による発毛効果に関しても、未だ有益性を論じる段階ではないため現時点では推奨できない、と切り捨ててしまったのです。

鍼灸の先生は円形脱毛という病気をよく知りませんから、このような評価を受けるのはしかたないのかもしれません。このような事情を考慮して、１９９３年に発表した私の論文では、毛髪がすべて抜けてしまった最も重症な全頭脱毛を対象とすることにしました。

鍼併用療法による全頭脱毛症の治療（論文より）

全頭脱毛ですべての頭髪がなくなっていれば、そこからの反応を見ることについて、誰も文句はいえないはずです。全頭型円形脱毛75例（男31例、女44例）について検討しました。全頭脱毛を75例も治療結果が出るまでフォローするというのは実に大変なことでした。

脱毛症が治るまでの期間

全頭脱毛と多発型脱毛では治癒までの期間に違いがある。東北・仙台では大震災後、田んぼが全滅し田畑として復活するのに２年以上を要した。海水につかって塩にやられた土地を改良しようやく稲を植えられる状態に戻す。全頭脱毛はこの状態と等しい。一本残らずやられてしまったので発毛までには１年はかかる。

脱毛症の対象　**全頭脱毛**になってからの時間は、治り方に大きな影響があることを考えて、対象患者75例を1年未満14例、1~3年未満13例、3~6年未満20例、6~10年未満13例、10年以上15例に分けました。

効果の判定

完　治：完全治癒またはカツラが不要になった状態
著　効：頭部全体の半分以上に硬い毛が生えているけれどカツラが必要なもの
有　効：硬い毛が生えているが頭部の半分以下のもの
やや有効：硬い毛がわずかに見られるか、軟毛だけが見られる、または頭部に変化は見られないが体毛に変化の見られるもの
無　効：まったく変化の見られないもの

結果

①1年未満の場合

1年未満では有効率93%で、著効率86%でした。これはあまりに効果が高すぎます。円形脱毛は1年以内に自然治癒することが多いといわれています。全頭脱毛でさえ1年以内ならきちんと治療をすれば、このくらい治る可能性があるということなのです。自然治癒力が強いうちに治療をすれば完治率も高いのです。「どんな病気でも最初にきちんと治療

発症から治療開始まで

治療開始が早ければ早いほど、治るまでの時間は短くてすむ。治療開始が発症から数年経っていると、産毛が見えるまでに1年はかかる。何年も経っている人の頭皮は薄くなっていて、萎縮状態になっている。土地がやせ細ったのと同じで、ある程度の厚みと弾力を取り戻さないと髪の毛は生えない。

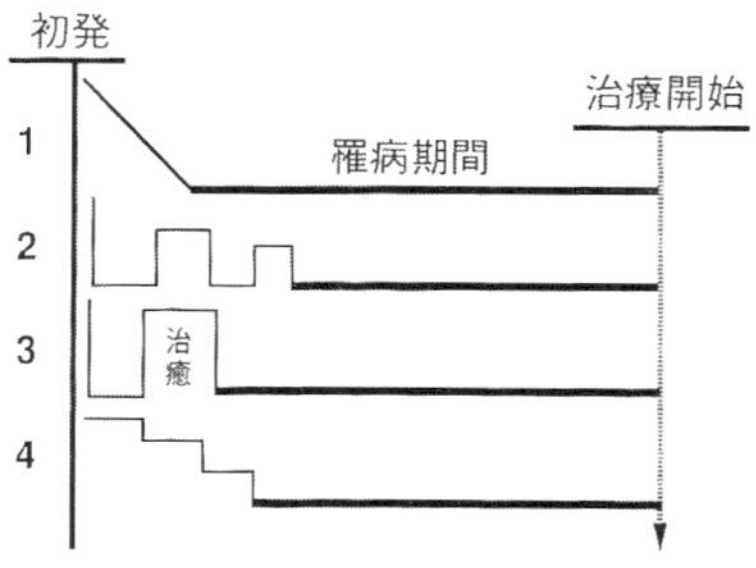

図1　治療開始までの経過パターン

すれば、治りやすい」ということは誰でも知っていることだと思います。ただここで注意しておかなければならないことは、円形脱毛は非常に目立つ病気で誰でも気になることと、治るまでの時間が長いことです。このため患者は落ち込んでしまい、自然治癒力がどんどん弱くなっていくということです。

② １年から３年未満の場合

自然治癒力と完治率の関係ということがある程度ご理解いただけたと思いますので、１年未満と１年から３年未満を比べてみましょう。１年から３年未満では有効率は92％で１年未満と差はありません。しかし、著効率で比べると54％に激減してしまいます。この結果は「１年未満の自然治癒傾向の強い時期と比べれば」ということですから、鍼併用療法の治療効果が悪いということではなく、自然治癒を除外した正確な治療効果と思ってください。もう一言付け加えますと「病気は１日長くなれば、治るのが１日遅れる」というくらい病気の経過期間によって治療効果が出るまでの時間に差が生じます。ですからもう少し長期で（あと１年くらいの時間をかけて）治療成績を検討すれば著効率が上がると思いますが、この研究では時間的制約があったため、そこまではできませんでした。

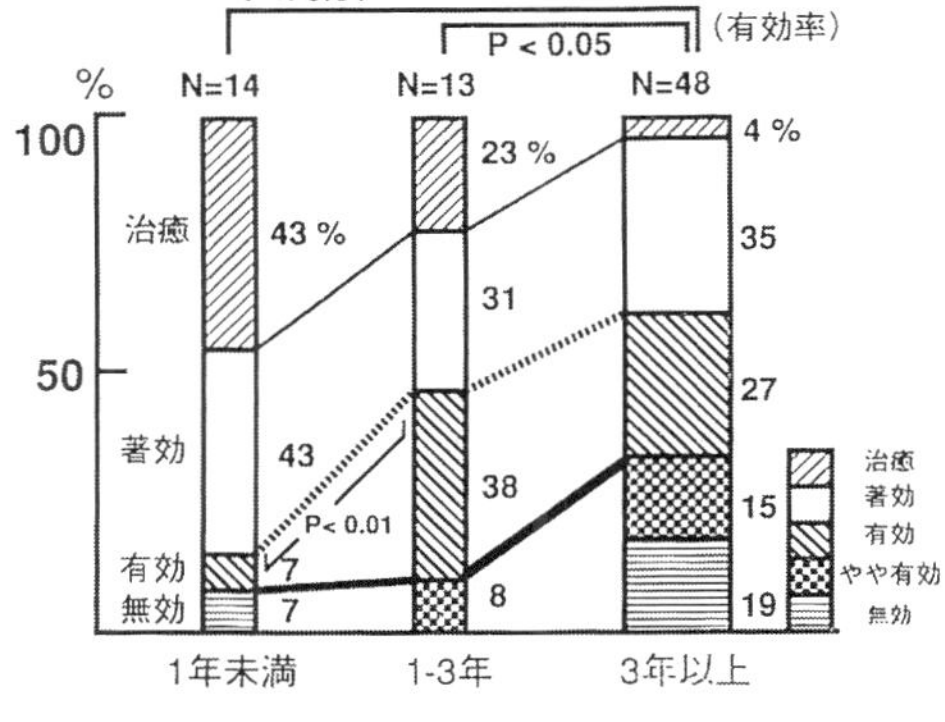

図２　罹病期間からみた治療成績

３年以上の治療成績

１年未満は自然治癒力が強いので、とても反応がよいが、１年から３年未満になると「すぐに効いてくる」率が落ちることがわかりました。それでは３年以上経つとどうなるかを見てみましょう。３年以上を、さらに６年未満、６年以上10年未満と10年以上の３グループに分けてみました。

ここでは６年、10年と治療開始までの経過が長くなるほど、効果が悪くなっていることがわかります。もちろん経過が長くなると治療に反応するまでに時間がかかることはわかっていますから、当然といえば当然です。それでも10年以上のグループで46％の有効率があるのですから経過が長いからといって、諦めることはありません。この結果からいえることは「１年から６年までは90％近くに有効以上の効果がある。６年以上経つと徐々に治療効果が低くなる。ただし、一般の皮膚科の治療ではほとんどお手上げの６年以上経過したいわゆる難治性の全頭脱毛でも50～60％の有効率を期待できる」ということです。

「鍼治療がやってはならない治療」という皮膚科学会の見方はちょっとおかしいと思っていただければ、この本においてはそれだけで充分だ

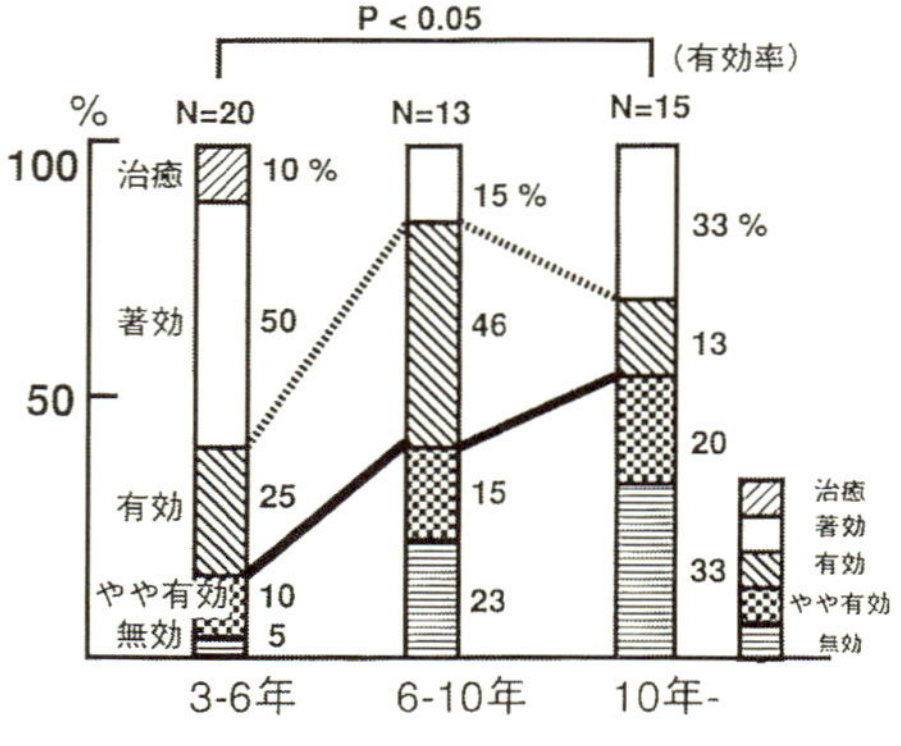

図３　３年以上の治療成績

と思っています。

その後、治療方法も日々改善を加えていますので、治療成績はより上がっていますが、20年前のようにまとめて75例などを調べることはできないのが実情です。

「鍼治療は円形脱毛に有効か無効か」という件について私の論文を解説しました。これを見ていただけば、「鍼治療は脱毛症に有効です」と言っても否定はされないと思います。辛口評価でも「脱毛症は自然治癒することも多いから、それを助長したとはいってもいいんじゃない」くらいの評価は普通にできるでしょう。

多発型と全頭型では差があるか

星状神経節ブロックの結果で、治療までの経過が1年以上の多発型と全頭型の有効率を比較したところ多発型では80％、全頭型では41％でした。これから推測すると、自分の経験からも、鍼治療併用で多発型と全頭型での効果には有効率の差があり、多発型は治りやすいというのが患者さんを治療していての感じです。

星状神経節ブロック療法による治療結果

全　頭　型

	1年未満	1年以上
完　治 著　効 有　効	4（29%） 6（43%） 2（14%）	7（14%）
小　計	12（86%）	7（41%）
やや有効 無　効	1（7%） 1（7%）	3（18%） 7（41%）
計	14	17

$P < 0.05$

多　発　型

	1年未満	1年以上
完　治 著　効 有　効	6（100%）	7（33%） 7（33%） 3（14%）
小　計	6（100%）	7（80%）
やや有効 無　効		2（10%） 2（10%）
計	6	21

N.S.

コラム：西洋医学のテクニックと閻三針のつながり

星状神経節ブロック療法は、頭部、頚部、上肢、胸部などの疾患に効くとされていましたが、円形脱毛症の治療にも効力を発揮することがわかってきました。

皮膚科で難治の円形脱毛症が30症例中、23症例に効果が認められました。閻三針が自律神経の調整で治療効果が得られるように、麻酔科で使う星状神経節ブロック療法も自律神経の調整に役立ちます。傍星状神経節刺針は、麻酔薬を使わない無薬物療法です。

星状神経節とは、星の形をした神経節で頸の付け根にあります。幅1㎝、長さ2㎝の部位で、ここに3～4㎝刺針し、20～30分置針するのが基本です。麻酔科で行われている星状神経節ブロックのテクニックを用い、注射針を治療用の針に置き換えて施術するもので、頸椎症やむちうち症などに応用されています。このような経緯を見ると、「傍星状神経節刺針」というテクニックも閻三針の影響を受けたといえます。

第4章

頭皮針・論文で読む成果

1 脳血管障害（片麻痺）

頭皮針の論文を読むとその効果が実感できますが、専門的になると理解することが難しいので、その要点だけをご紹介しましょう。

48例の後遺症への効果の検討

研究会において3カ月間にわたり朱氏頭皮針の治療を中心に行い、その経過を確認できた48例の片麻痺の患者さんの報告です。

患者さんは38歳から81歳まで、うち男性35例、女性13例の48人で、いずれも片麻痺症状がはっきり出ている患者さんを対象にしました。

症状の回復を客観的に把握するために、12段階片麻痺機能テスト（recovery grade in hemiplegia、以下ＲＧＨとします）という指標を用いました。

初診時と3カ月間の1クール終了時を比べてあります。

治療効果の総合的な判定をするために、運動麻痺に加えてさまざまな合併症に着目しました。

「痙性固縮」「筋弛緩性麻痺」「知覚障害」「視野障害」「構音障害」「運動性失語」「基定核障害」これらは一次合併症としました。「亜脱臼」「肩手症候群」「しびれ」「関節周囲炎」「疼痛」「関節痛」を二次合併症として、あわせて13の症状の有無をチェック、その変化の推移を見ながら考察を進めました。

治療法の実際

治療法は朱氏頭皮針で、治療帯は基本型を基準としています。

額頂帯前四分の一、後四分の一、頂顳帯には末梢に向けて４本をリレー式に刺針し、合併症にはそれぞれに応じた施術を行いました。いずれの場合にも補瀉手技、抽気法、進気法を行いました。

理学療法では、ボバーズ法、ＰＮＦなどのファシリテーションテクニックを用いたり、頭針にパルスを通電、あるいは筋運動を目的とした低周波通電を週１～２回行いました。

初診時の状態

ＲＧＨによる回復段階を図１に示しました。上肢はグレード６を頂点として山形に分布しています。下肢はグレード7あるいは８に集中しました。一次、二次合併症の出現率は、痙性固縮が48例中77・1％に見られ、弛緩性麻痺は25％と筋緊張が強くなることがわかります。また、構音障害、運動性失語を合わせると言語障害は33％に見られました。なお、二次合併症は肩手症候群を除いてそれぞれ20％前後でした。

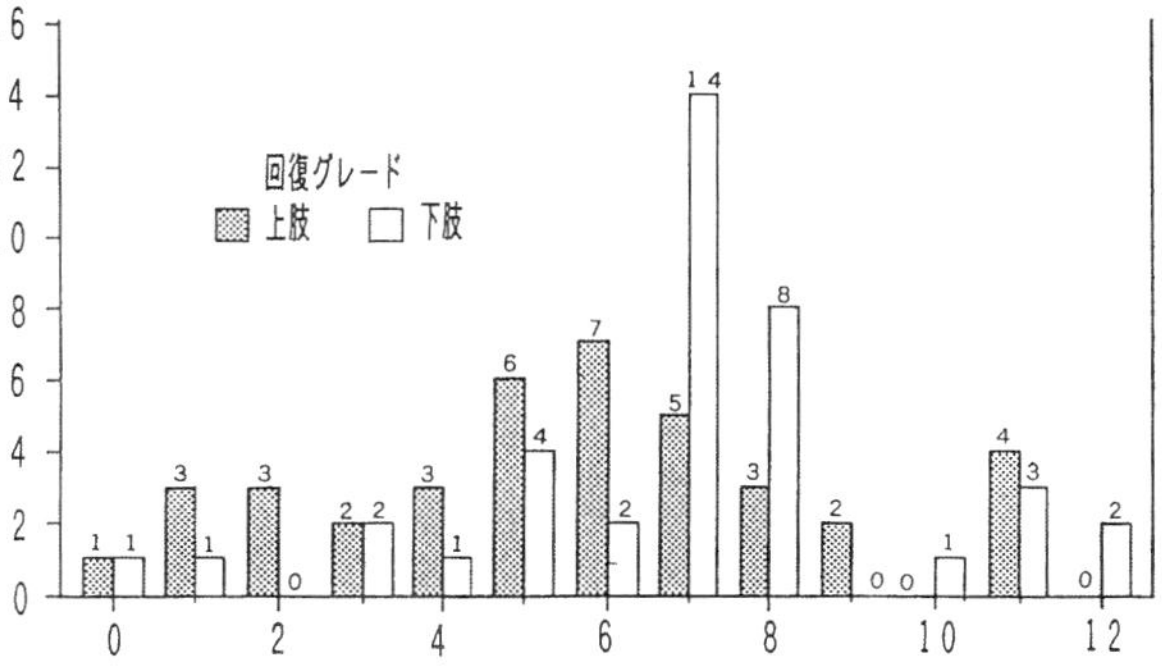

図１　12段階グレード評価法による初診時回復段階度数分布

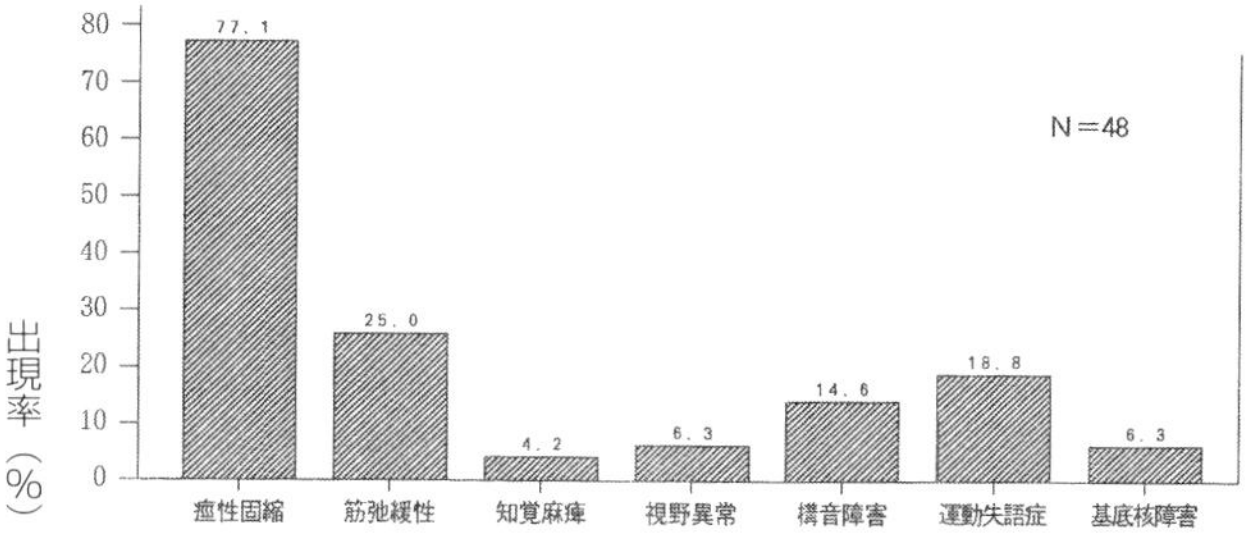

図２　初診時においての一次合併症

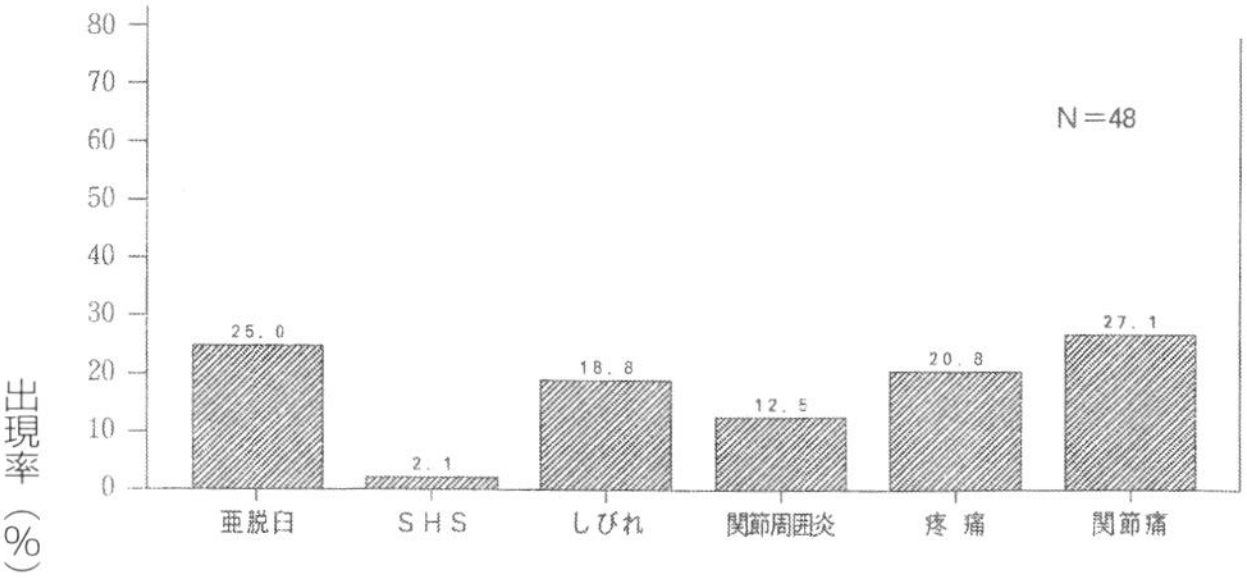

図３　初診時においての二次合併症

治療終了時の成績

回復段階の変化を下の図４に示しました。ＲＧＨの変化度を発症から６ヶ月以内、１年以内、２年以内、３年以内、４年以内、５年以内、５年以上に分けて検討したところ、

①上肢では６カ月以内に２段階の改善が見られ、５年以上に平均３・７段階と大きな変化が見られました。

②下肢では２段階以上の著しい変化は見られませんでしたが、５年以上経過した症例に最も改善が見られました。

一次および二次合併症の変化を図４と５に示しました。痙性固縮に86・５％と大きな効果が見えています。視野異常以外の一次合併症では42％から66％への改善が見られました。二次合併症においてはしびれに44％、関節周囲炎、疼痛、関節痛には70％前後の改善が認められました。

考察

朱氏頭皮針療法が片麻痺に有効かを３カ月の治療期間で判定した結果、明らかに変化が出ることがわかりました。

発症して半年以内に頭皮針を開始すると上肢の麻痺にはＲＧＨで２段階の改善が得られました。

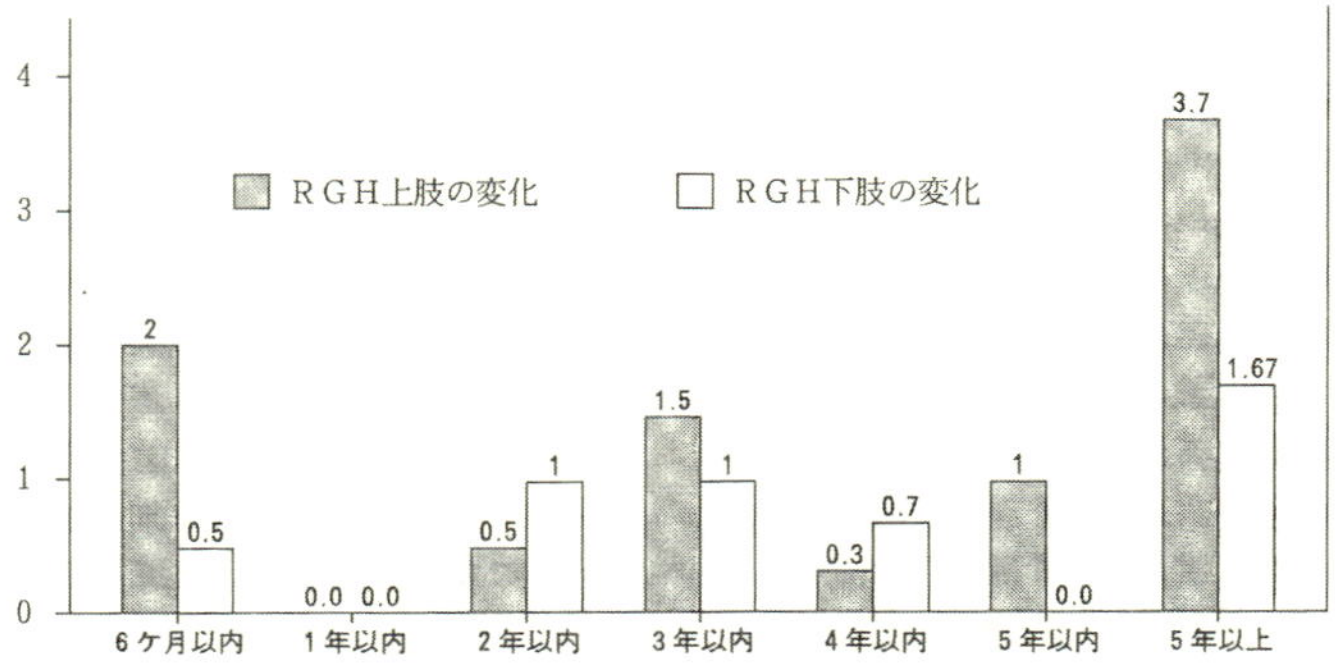

図４　経過期間別　RGHの変化　（縦軸の数値は回復段階を示す）

現在の理学療法は治療期間の制限もあり、下肢の治療に重点が置かれていて、上肢の治療は後回しになることを考えるとこの結果はとても重要なことです。

朱明清医師は、発症後遅くとも半年以内に頭皮針治療を行うこと、また一定期間は集中的に行うことが重要といっています。

リハビリテーション医学の立場からも、半年以内に行った場合には回復率が高いとされます。1年以内が回復するかどうかのひとつの目安となっています。

また、朱氏頭皮針療法実施における中国と日本の違いですが、中国では早期より積極的に頭皮針治療を行うため、その効果もよく出ています。日本では、朱氏頭皮針での治療をするにしても、病院を退院した慢性期の患者さんばかりです。

それも週1回か2回の通院治療が限度となっています。このような状況のもと、日本において頭皮針治療がいかに効くかということを実証するのは簡単ではありません。朱明清医師の実績にいかに近づけるのかが今後の大きな課題です。

朱氏頭皮針は、「導引、吐納」を行うことを重視していますが、「導引」とは運動、あんま、体育を総称するもので、「吐納」は呼吸で濁気を吐

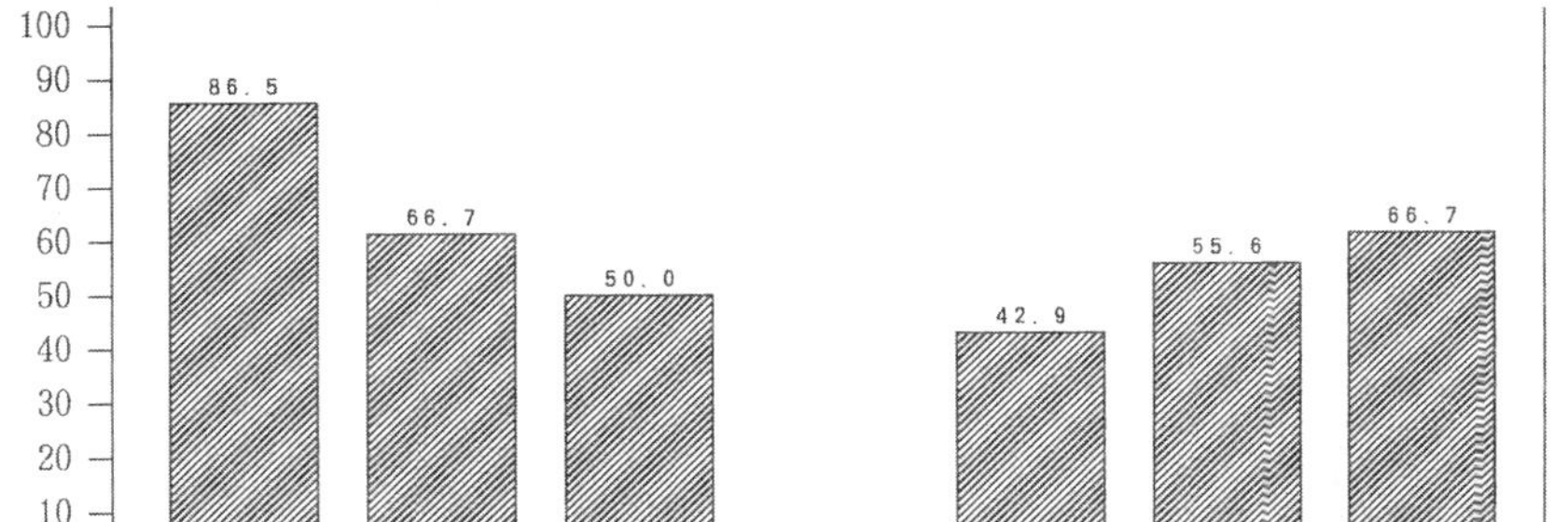

図５　一次合併症の症状別改善比（%）

き出し、清気を吸うことです。

朱氏頭皮針は鍼を刺して運動療法を併用するということで、理学療法も同時に行なうところに特徴があります。したがってより治療効果を上げるには理学療法士との協力体制をつくることが重要です。

私たち治療者は、朱氏頭皮針によって誘導した反応に、適切な理学療法を加えることによって少しずつ有効率を高めている次第です。

これまで述べてきた基本方針のもとに、48例に朱氏頭皮針を施行した結果、RGHについて上肢では半年以内に行った症例で平均2段階の改善が見られ、5年以上経過した症例では平均3・7の改善が得られました。

下肢においても5年以上経過した症例で、1・67と最大の改善率が得られたことは特筆に値するでしょう。5年以上経過した症例に上肢、下肢ともに大きな変化が見られたことは、痙性固縮によって固まっていた筋肉や関節が治療により緩んだからだと考えられます。

合併症に関しては痙性固縮で86・5％と著しい効果が得られました。視野異常、SHSを除くその他の合併症で33・3％以上の治療効果が得られました。

とくに関節周囲炎、疼痛、関節痛などの改善は痙性固縮の改善に伴っ

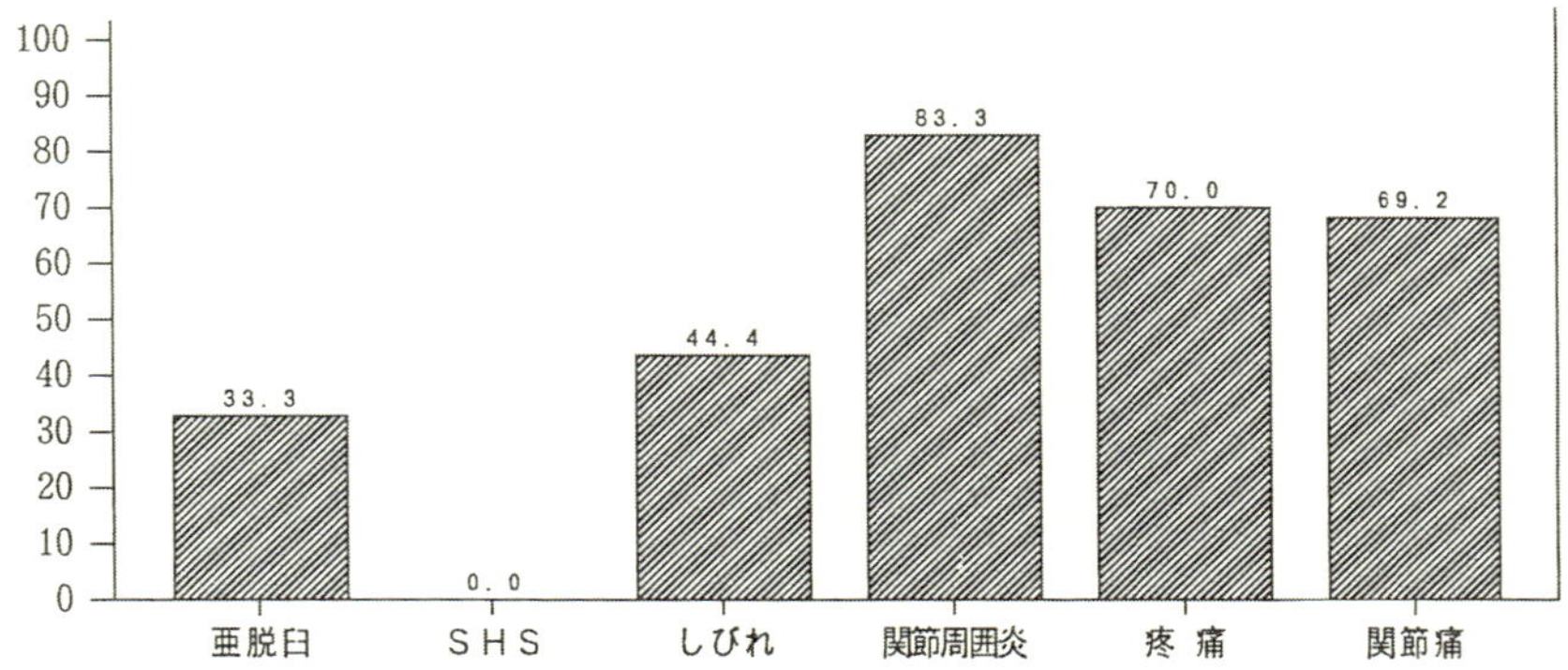

図6　二次合併症の症状別改善比（%）

て起きるものが多く、患者さんにとっては大きな救いとなります。

しびれは、患者さんにとって不快なものであり、脳血管障害後遺症の中でも、治療の困難な合併症です。これに悩む44％に自覚症状の改善を見たことは注目に値します。

合併症の改善がどのくらいかということは項目が多岐にわたり、客観的、また定量的評価が難しいものです。そのため、患者さんの自覚症状や家族ならびに治療者の評価によって行いました。個々の合併症の内容とその改善度を客観評価することは今後の課題です。

患者さんの回復度やその治療効果の程度は、患者さんによってかなりのばらつきが見てとれます。これは理学療法一般についてもいえることですが、機能障害の度合いもさることながら、患者さん自身の回復に対する意欲の度合いが大きく関与してきます。

治療手技が唯一無二ではないこと、患者さんに主体を置き、心身両面からの多角的なアプローチが欠かせないこと、患者さん、家族、治療者が一体となった「場」の効果を重視していることなど、治療のシステムには特徴があります。

とくに患者さんに治療への意欲を持たせることが治療効果を決定する

といってよく、その意味でも次に紹介するケーススタディはこれらの考察を裏付ける貴重な資料となると思います。

ケーススタディ

脳血栓後遺症で、右片麻痺を主訴とされる73歳の男性は、発症後7年8カ月が経過しており、理学療法も行っていませんでした。

初診時は、右上肢を上に上げることができるのは乳頭の位置より下でした。肘関節、手関節の固縮は軽いもので、手指を伸ばすこともできました。ただし屈曲は不十分で、足関節の背屈はできませんでした。

下腿後側に拘縮が認められ、立ったとき、歩いたときにとくに痙性が強まりました。

立った状態で膝を上げる動作は完全にはできず、内反尖足となり、歩くとき短い下肢装具と杖を使用し、装具なしの独立歩行はできませんでした。

ぶん廻し歩行や上下肢の連合反応が見られ、患側上下肢筋には軽度の廃用性萎縮が見られました。

その他の合併症はなく、ＲＧＨでは上肢は４、下肢は６でした。

治療経過では、初回治療後より上肢筋の反応が改善され、座位での膝屈曲がよくなりました。患者さんは治療に意欲的でしたが、遠方であったため、週2回はかなわず1回の治療が続きました。それでも第5回目までに手指で鼻の頭に触れられるようになりました。

室内では装具なしで歩くこともできるようになりました。そこで、筋反応の強化と共同運動軽減を目的にファシリテーションテクニックを始めることにしました。

第8回目で足関節の背屈ができるようになり、初診より4カ月23日目の第22回目には、上肢は頭の上まで上がりました。歩くときにも装具や杖を必要としなくなりました。

ＲＧＨは上肢9、下肢8と改善されていました。

2　脳血管障害からの回復（症例報告）

朱氏頭皮針を脳出血による片麻痺患者の理学療法に併用し、著しい効果を得た症例です。

50歳の男性、右被殻出血、片麻痺にて入院。当初意識レベルは良好であったが左完全麻痺がありました。麻痺は一時、多少の改善が見られましたがさらに再出血と浮腫が生じ、理学療法による機能回復に関して予後不良と考えられました。症状安定後、完全麻痺の状態で朱氏頭皮針を試みたところ、初回の治療で共同運動が出現し、さらに鍼治療継続によって理学療法も効率よく進められました。そして短期間で社会復帰することができました。この症例の経過を詳しく見てみましょう。

治療効果

1カ月あまりの薬物等の治療を経て、頭皮針治療を開始しました。

左上下肢完全麻痺を確認の上、背臥位にて右頂顳帯に刺針、刺激しながら上肢を動かすように指示したところ、刺激中に肘・膝関節屈曲を主

共同運動　脳の運動野に障害を受けると片麻痺が生じる。その回復期にみられるもので、単一の運動を他の運動と無関係に独立して行うことができない。常に他と共同しながらある定まったパターンにしたがって、その一部としてしか行うことができない状態をいう。共同運動には曲げる動き（屈筋共同運動）と伸ばす動き（伸筋共同運動）の相反する２種類の運動パターンがある。

体にして、上下肢屈筋共同運動が出現しました（上下肢屈筋共同運動というのは麻痺から回復するときに最初に出る身体の反応です）。治療終了後も共同運動は消失せず、鍼は翌朝まで置針してから抜くようにしました。翌日、「左上下肢が少し動くようになった」との自覚的変化が本人より報告されました。共同運動ができるようになっており、完全麻痺からの回復が確認されました。ベッド上で理学療法を継続しました。

４月19日

２回目の頭皮針治療により、背臥位にて左手は口まで上げることができるようになり、共同運動がより明らかになり、下肢は足関節底屈・背屈もできるようになり、上下肢ともに改善が見られました。

患者さんは「鍼を刺すと左上下肢に電気が通る感じがする」といいました。以後５月27日まで、計10回の頭皮針治療が続けられました。

４月22日

起立訓練を開始しました。正中位がはっきり認識できず、視野の障害があることがわかりました。患側に体重をかけすぎて立ったときのバランスがよくありませんでした。

５月10日

平行棒内歩行、マット上での基本動作訓練を開始、左視野障害もだんだんと改善の傾向を示していきました。

5月27日

以降は毎週1回の鍼治療を退院するまで継続しました。6月7日に模写テスト、線引きテストなどを行ったところ、左下方の領域に若干の残存が認められましたが、左視野狭窄はぐっと改善されていました。鍼はここで終了しましたが、その後も理学療法で改善していきました。

6月21日

歩行時に患側の軽いひきずりを認める程度で、バランスがよくなりました。

7月16日

基本動作や日常生活動作にほぼ問題はなくなり、およそ1カ月後の8月14日に退院となりました。

以後は通院で週に2回の理学療法を続けました。12月には、階段の昇り降りや患側でもボール蹴りなども行えるようになりました。

脳血管障害の回復

脳血管障害の回復は、その障害の程度、患者さんの年齢、筋力、運動能力、また回復への気力などにより千差万別です。

発症して時間が経過すると、ある程度の自然治癒力が喚起され、運動機能が回復してくることが多いのです。脳卒中からの自然な回復は完全麻痺の状態から、共同運動動作の要素がまず出現します。

そして「共同運動ではあるが随意運動」ができるようになり、最終的にこれが分解されて関節運動ができるまで回復します。

リハビリテーション医学では、このような共同運動や随意運動が出てくることを「促通」と呼び、機能回復への重要なステップととらえます。

普通、促通は徐々に起こってきます。しかし、誘発させることは通常の場合には、難しいでしょう。頭皮針治療の刺激が、促通を誘発させる手段となるなら理学療法の成果も相乗的に上がってくるはずです。

治療はいつから始めるか

脳卒中に頭皮針治療を行う場合、どの時点で始めるべきかの判断はケースごとに難しい判断となります。理学療法士の間では、一般的に早期の「座位訓練」を始めることがその後の回復に大きな影響を与えると確認されています。その時期は早いときには発症後数日以内のこともあります。反対に、発症直後には脳循環の自動調節機構が阻害されているので、早期の座位は症状を悪化させることもあり、２週間程度は様子を見た方がいいという意見もあります。

朱明清医師は、頭皮針は脳浮腫を改善するので、発症直後から行ったほうがよいといっています。脳浮腫の存在する時期の頭皮針治療に関しては、今後、経験症例を増やしながら調べてみる価値があると考えます。

今回の症例の場合、頭皮針治療の開始は2回目の発作から24日後であったことで、これは通常の理学療法の開始より遅く、どこまで効果が出るかについては疑問がありました。

しかし頭皮針治療と理学療法の併用で著しい効果が得られ、その後の理学療法も順調に経過し、少しの合併症は残っているものの、ほぼ日常生活に支障はなくなった好例となりました。

理学療法の観点から見ると、朱氏頭皮針は促通を誘導する効果があるので、発症早期の患者さんや循環動態が不安定で座位耐性訓練ができない患者さんにも、ベッド上で朱氏頭皮針と理学療法を併用することができます。

まとめ

朱氏頭皮針治療を脳血管障害に試み、貴重な結果を得ることができました。今後さらに研究されていく分野であることを確信しました。

3　くも膜下出血後遺症（症例報告）

頭皮針がばっちり効いた！

意識レベルの低下した患者さんの回復に頭皮針治療がどの程度効くのか？　重症な患者さんに朱氏頭皮針を行い、効果を認めた症例を報告しました。くも膜下出血後遺症として片麻痺、四肢拘縮があり、ほとんど植物状態で痙攣発作が頻発した症例に朱氏頭皮針を行い、効果が得られた症例報告論文を平易に解説したものです。

ケーススタディ

71歳の男性です。くも膜下出血で手術後の後遺症が見られました。

平成３年１月27日（発症）

くも膜下出血で病院に入院したときには、前交通動脈の動脈瘤クリッピング術を行いましたが術後意識レベルが回復しませんでした。さらに水頭症を発症し、３月18日にＶ‐Ｐシャント術、気管切開術を行いました。同じ頃より痙攣が頻繁に発生していました。抗痙攣薬が投与されていました。

平成3年7月30日

シャント術後もほぼ植物状態で経過し、一般状態の管理を目的として当院に転院してこられました。

上下肢に軽い痙攣が見られ四肢拘縮も表れており、上肢は肘、手と手指の屈曲拘縮、下肢は著しい内転、内施拘縮、随意運動は認められませんでした。CTでは脳室の拡大と右前頭葉に異常を認めました。脳波でも明らかな癲癇波といえる異常な波形が見られました。

経過

8月16日

ベッド上での理学療法を開始しました。四肢拘縮が強く、他動的な伸展・屈曲運動もほとんど不能でした。

理学療法での運動機能の改善、意識状態の改善はほぼ不可能と判断されました。

しかし家族の強い希望があり頭皮針治療が実現しました。

8月23日　頭皮針1回目

左片麻痺が強く、左半身優位に痙攣が見られたこと、さらにCT上の

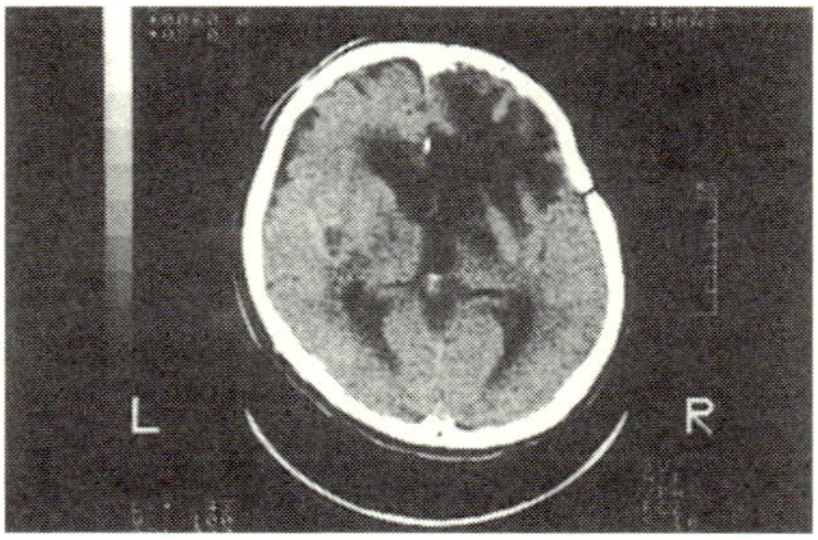

CT での所見。右前頭葉に異常がみられた。

所見も考慮に入れて、右頂顳帯に刺針し、刺激を加えました。

初回の治療で左下肢の拘縮が改善し、左上肢の屈伸が若干可能になりました。

8月30日　頭皮針2回目

両頂顳帯に刺針し、刺激したところ、右下肢の拘縮がやや改善しました。

他動的に運動が可能となり、おむつ交換が楽になりました。右上肢も肘関節部が他動的な屈伸ができるようになりました。

9月2日

四肢拘縮に改善傾向が見られるようになりました。

9月6日　頭皮針3回目

9月20日　頭皮針5回目

刺針時には意識が清明となり、テレビや家族のいうことを理解することができるようになっていました。

10月4日　頭皮針7回目

以後、週2回の頭皮針治療を継続しました。

10月19日

痙攣もなく、右股関節の拘縮に改善が見られました。

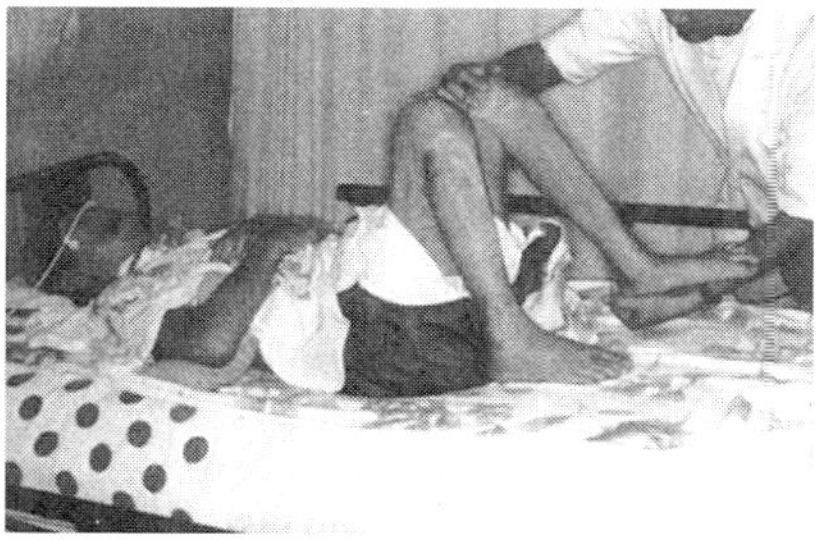

8月２３日、治療前。

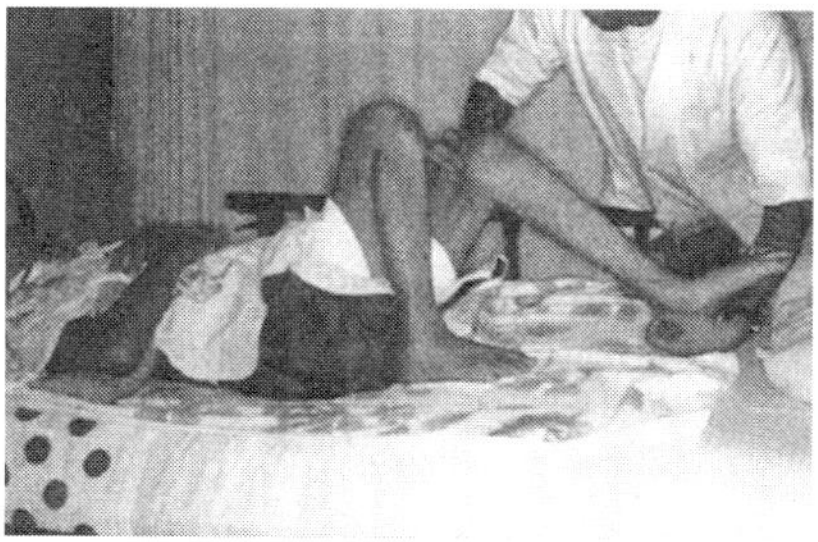

8月２３日、治療後。

11月8日　頭皮針15回目
車椅子に5分間乗せたところ、目を見開いて一点を見つめていました。呼びかけに反応し、声のするほうを向いたりしました。
平成4年1月24日　頭皮針27回目
車椅子上にて座る状態が安定してきました。10分ほども座っていることができます。2月27日の脳波ではてんかんの波形はなくなりました。

考察

この症例では、入院時には植物状態、四肢拘縮は極度に達しており、徒手的理学療法では関節の伸展はほとんど不可能でした。

朱氏頭皮針は「抽気法」「進気法」「導引・吐納法」を重視し、患者さんに動かしてもらいながら意識を集中させ、気の集中を高めることが大きな特徴です。

本例のように意識障害がひどく、ほとんど植物状態の患者さんにどの程度の効果があるのかは大きな疑問でした。しかし、この状態で何らかの効果があれば頭皮針治療の可能性が大きく広がると考えました。

本症例は「拘縮、麻痺などの改善度」「意識レベルの変化」「痙攣の抑制が得られるか」に注目して治療を行いました。

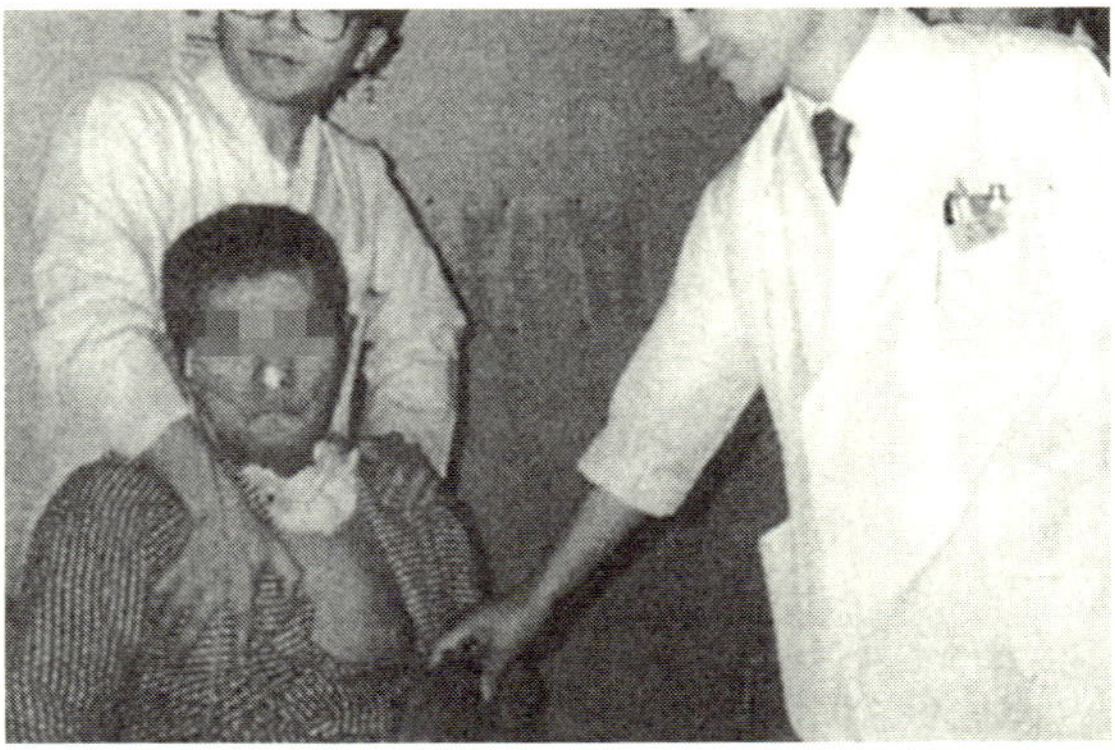
１１月８日の患者さんのようす。

拘縮について

患者さんの四肢拘縮が顕著で、徒手的理学療法ではまったく手に負えませんでした。

それが初回の頭皮針治療で左上下肢の拘縮に改善が見られたのです。このことから、朱氏頭皮針が中枢神経に対して直接的な作用を持っていることがわかります。

刺針時には上下肢ともに筋緊張の低下が認められ、頭皮針は緊張を緩和する作用があるということも明らかになりました。

その効果の持続性については検討の余地はありますが、理学療法では促通と呼ばれる反応と同じもので機能回復における大事な反応です。

ただし人為的にこの反応を誘導することは難しいとされているため、本症例で見られた朱氏頭皮針の作用を脳血管障害の理学療法に早期から応用することでよりよい効果が得られるといえるのです。

痙攣と意識レベルの変化について

閻三針で明らかになっているように、鍼が脳波に作用を及ぼすことはすでに知られています。

朱氏頭皮針はてんかんに有効であるともいわれています。

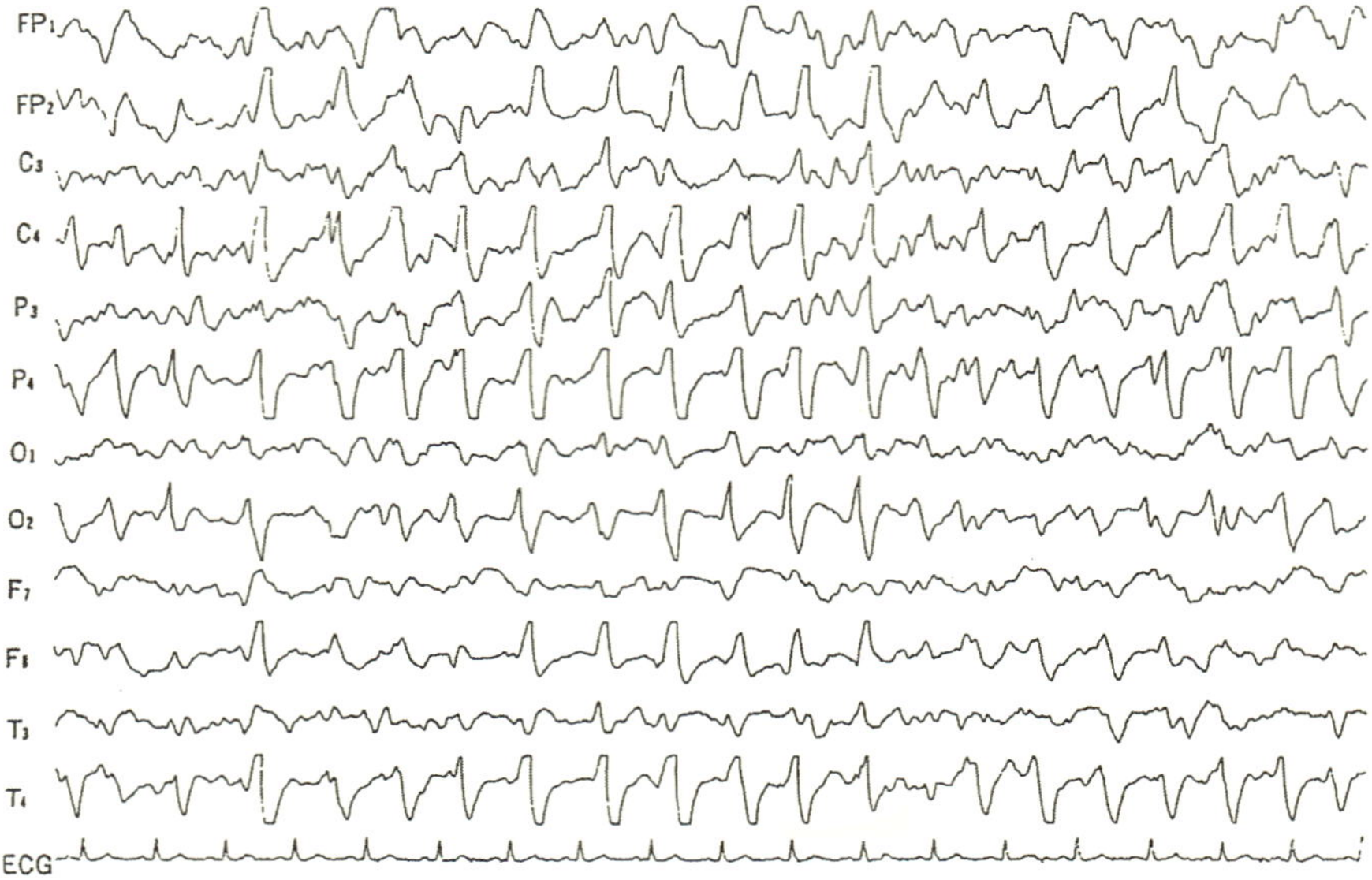

1回目の脳波。痙攣発作が多発していた頃

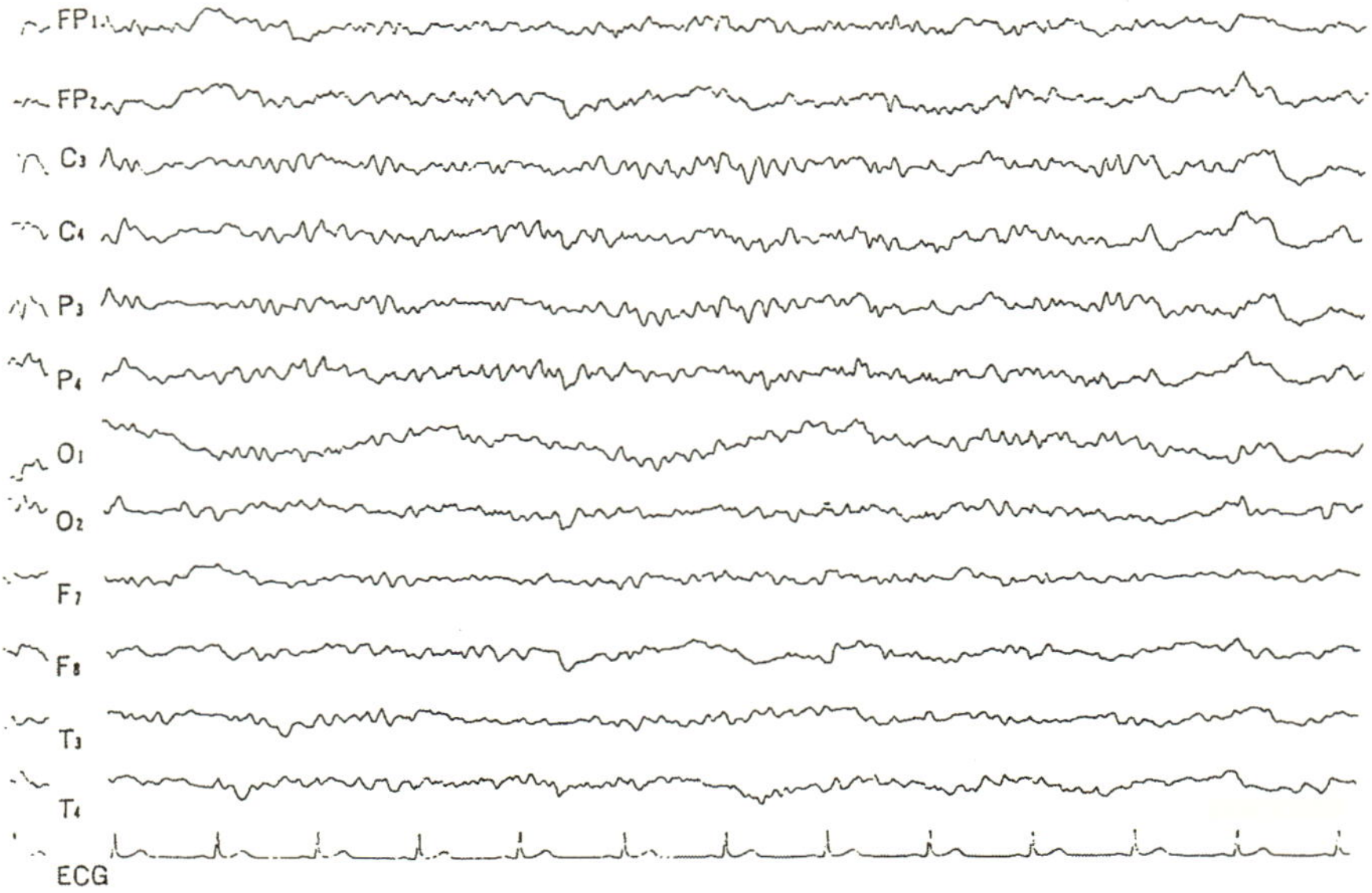

1回目から約半年後の脳波。低振幅速波が主調となった

脳性麻痺児らに頭皮針治療を行うと痙攣発作が減少することはわかっています。

東洋医学ではてんかんのことを「癇症」といい、俗に「羊癇症」ともいいます。中国ではてんかんはよく見られる病症で治験例も多く、鍼灸の適応症のひとつとされています。てんかんに対する鍼治療は一般には風池、風府、人中、大椎、腰奇を常用穴とし、大発作、小発作、精神運動発作、焦点発作などにそれぞれ予備穴を用います。

本例は脳波の変化を経過観察し、興味深い結果を得た貴重な症例といえます。鍼の継続により意識レベルの改善が見られたことは特筆すべきことです。てんかんおよび意識レベルと脳波の関係は今後ますますの症例研究が待たれるところです。入院時ほとんど植物状態であった患者さんですが、痙攣の脳波が減少していくにつれて、意識レベルにも変化が見られ、徐々に改善して来たことは重要なことです。

８月16日に頭皮針を開始してから３カ月で、11月８日には呼びかけに反応し、声のするほうを向いたりと、明らかに意識レベルの改善がみられました。その改善はわずかかもしれませんが、ご家族にとっては大きな希望になりました。次頁に脳波の変化を掲載しておきます。

4　高次機能である「字を書くこと」

高齢者も治った

文字を書くということは人間にとって高度な能力です。

92歳の男性。平成5年11月10日、脳梗塞後遺症と右不全麻痺。平成5年3月14日脳梗塞にて入院し、入院時には右側の完全麻痺がありました。約1カ月の入院加療により片麻痺は改善し、右足はひきずっているものの自力で歩けるようになっていました。

初診時、日常生活には支障はありませんでした。

高齢だったのですが痴ほう症状はなく、本人には「文章を書けるようになりたい」と強い気持ちがありました。

退院してから自発的に文字を書く練習はされていたのですが、手の震えがあり、人に理解してもらえる書字機能はありませんでした。

治療は額頂帯前方四分の一と後方四分の一、左頂顳帯に刺針し、字が書けるようになることを切望されていたため、刺針後、右上肢の運動療法を併用しました。

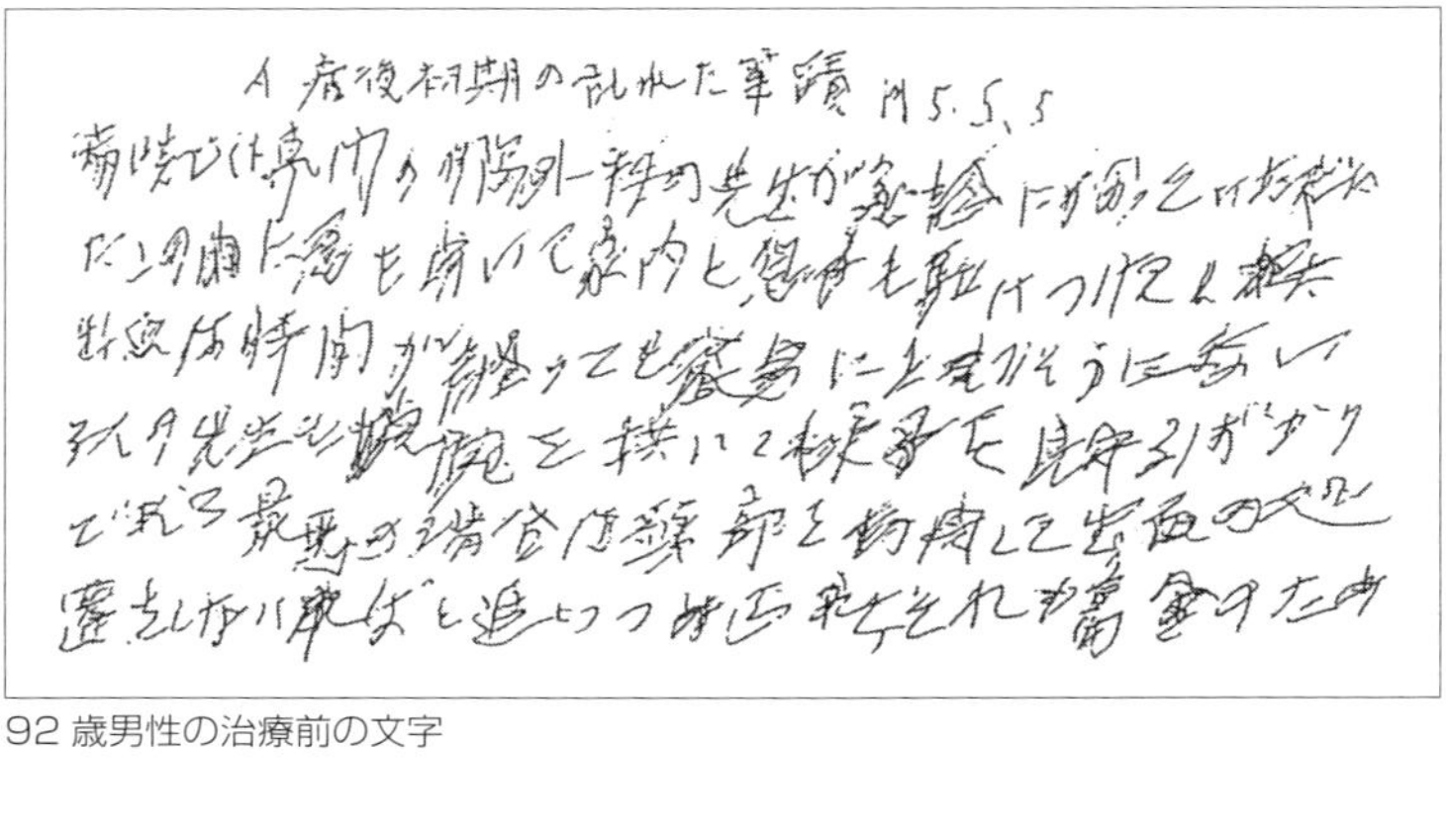

92歳男性の治療前の文字

11月10日から週2回の頭皮針を10回、1カ月間続けたところ、下の両図からわかる著しい上達が見られたのです。

昏睡状態からの復帰後

27歳の男性。平成4年6月13日、バイク転倒により脳挫傷、除脳硬直がみられ、昏睡状態でした。脳挫傷後遺症と右不全麻痺、言話障害。脳内出血はなく、著しい脳浮腫が見られ昏睡状態が続きましたが2カ月半経過して意識レベルがじょじょに回復しました。3カ月頃から車椅子、さらに歩くこともできるようになり、約1年で退院となりました。

退院後は自宅で、たとえば豆をつかむ練習などをしていましたが、高次機能である書字は、字が震えてしまいうまく書けない状態でした。

本人は半ば諦めていました。

経過

平成5年11月9日に初診

初診時には右不全麻痺、軽度右外斜視でときどき複視となっていました。右顔面神経麻痺が見られ、嚥下、咀嚼正常、軽度の言語障害が見られました。右半身にしびれがあり、温痛覚、触覚などには明らかな左右差は認められませんでした。

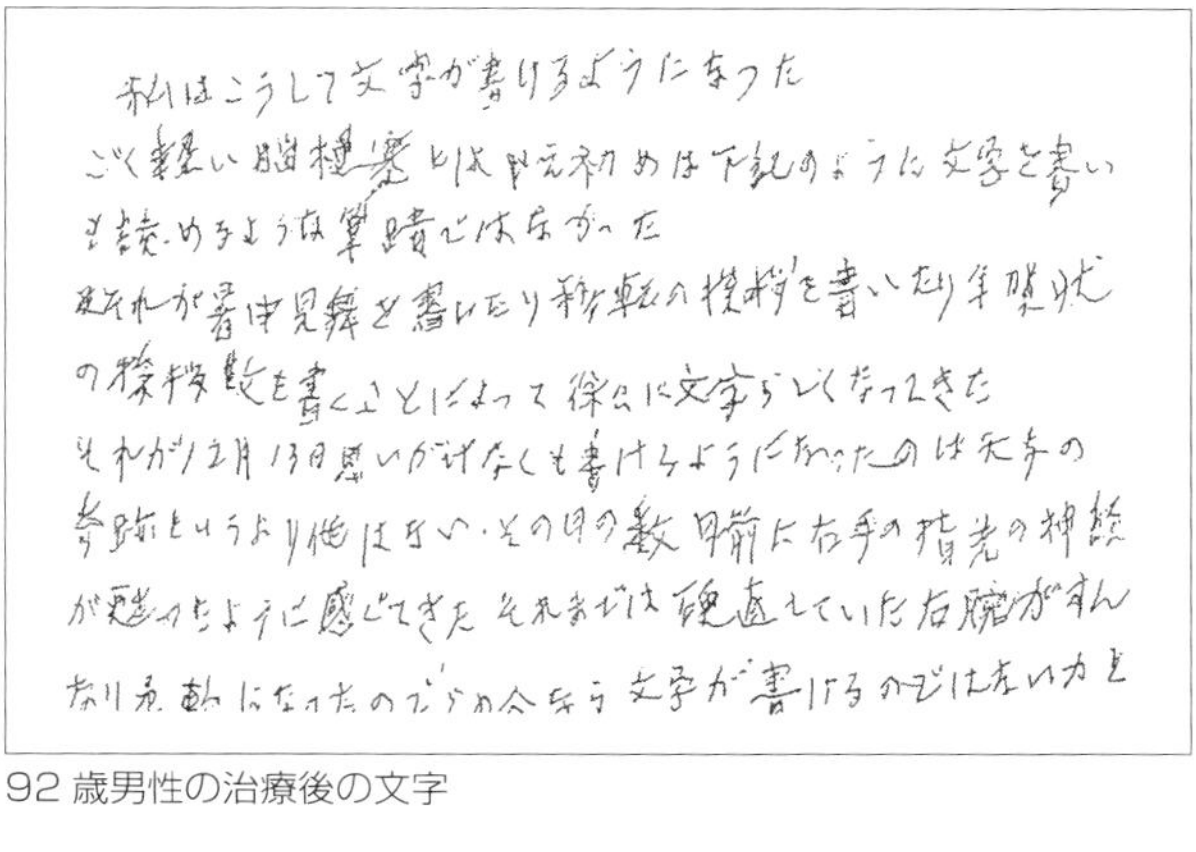

92歳男性の治療後の文字

週1回の頭皮針治療は額頂帯前方四分の一と後方四分の一、左頂顳帯に刺針し、体鍼を併用。1月2日より字を書く練習を始め、1月28日の11回目の治療後にはとてもうまく字が書けるようになっていました。これに伴って気力も回復し、他の運動機能にも改善が見られました。脳波検査でも治療前後で改善が見られました。

この症例では、より軽度な後遺症に対し、頭皮針治療の効果判定の指標として、より高次の機能である書字に着目しました。

書字は、運動機能だけでなく、視覚、認知、記憶、運動などの統合作用です。2つの症例ともに、1カ月間の治療の結果として書字の改善が得られました。頭皮針は即効性のあることが特徴とされています。本例の結果は頭皮針が即効性をもつことのひとつの証明になったといえるでしょう。

92歳男性の例

ご本人が直筆（168頁）で感想文を書いてくれました。内容の一部を紹介します。何が書いてあるのか不明だった治療前と比べると格段の進歩です。

「12月13日思いがけなくも書けるようになったのは天与の奇蹟というよ

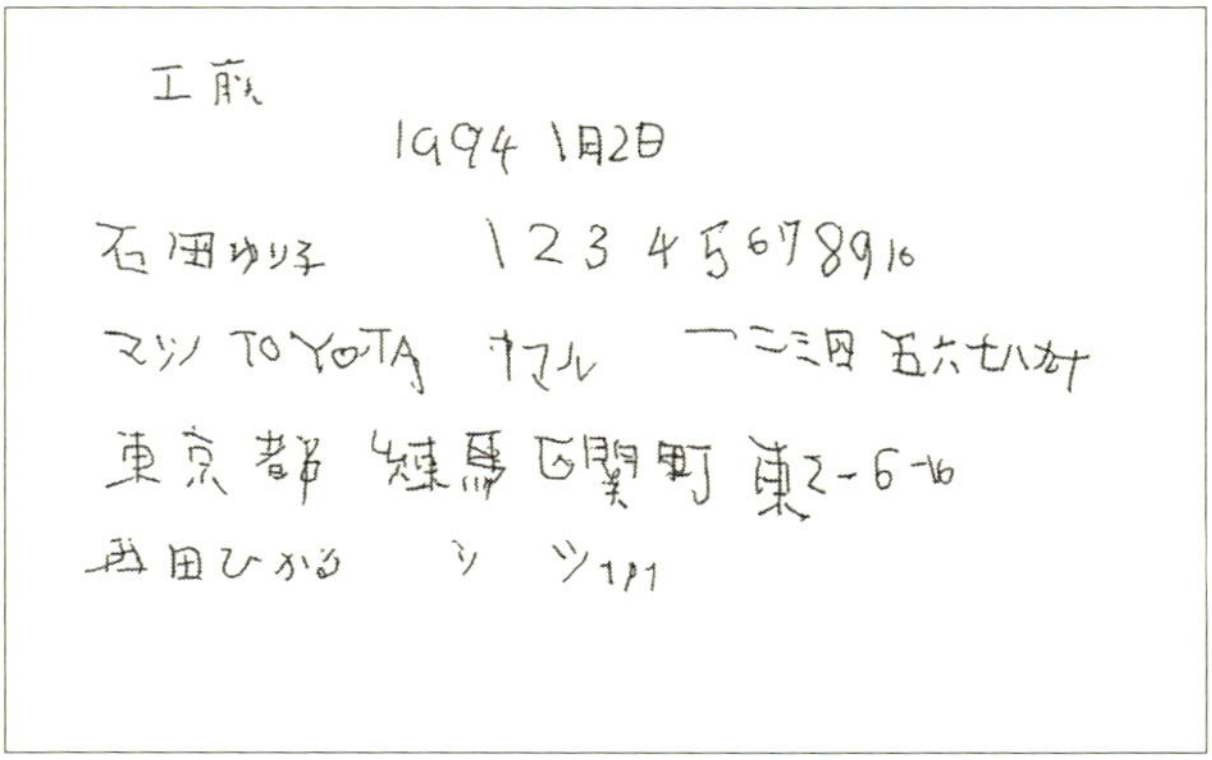

27歳男性の治療前の文字

り他はない。その日の数日前に右手の指先の神経が蘇ったように感じてきた。それまでは硬直していた右腕がすんなり柔軟になったのでこの分なら文字が書けるのではないかと思った」云々と記録されているのです。92歳と高齢でしたが表現も的確で、まさに神経が蘇る様子がうかがえます。「字の形の改善」「字の大きさの変化、小さい字が書けるようになった」「書字のスピードが速くなった」という変化が見られました。頭皮針により書字機能に顕著な改善が見られたことは、頭皮針が高齢者にも有効であることが証明されたともいえます。

27歳の男性の例

下のような書字の改善とともに、脳波の改善も見られました。頭皮針が中枢神経に及ぼす作用のあることが証明されたといえます。

すべての生命現象はゆらぎと時間的連続性により成り立つことを基本としています。連続的な生命現象には、脳波、心電図、脈波などがあります。頭皮針治療の経過とともに、これらを測定、解析することも試みています。書字機能改善後の脳波が5カ月後にさらによくなってきたことも特筆すべきことです。

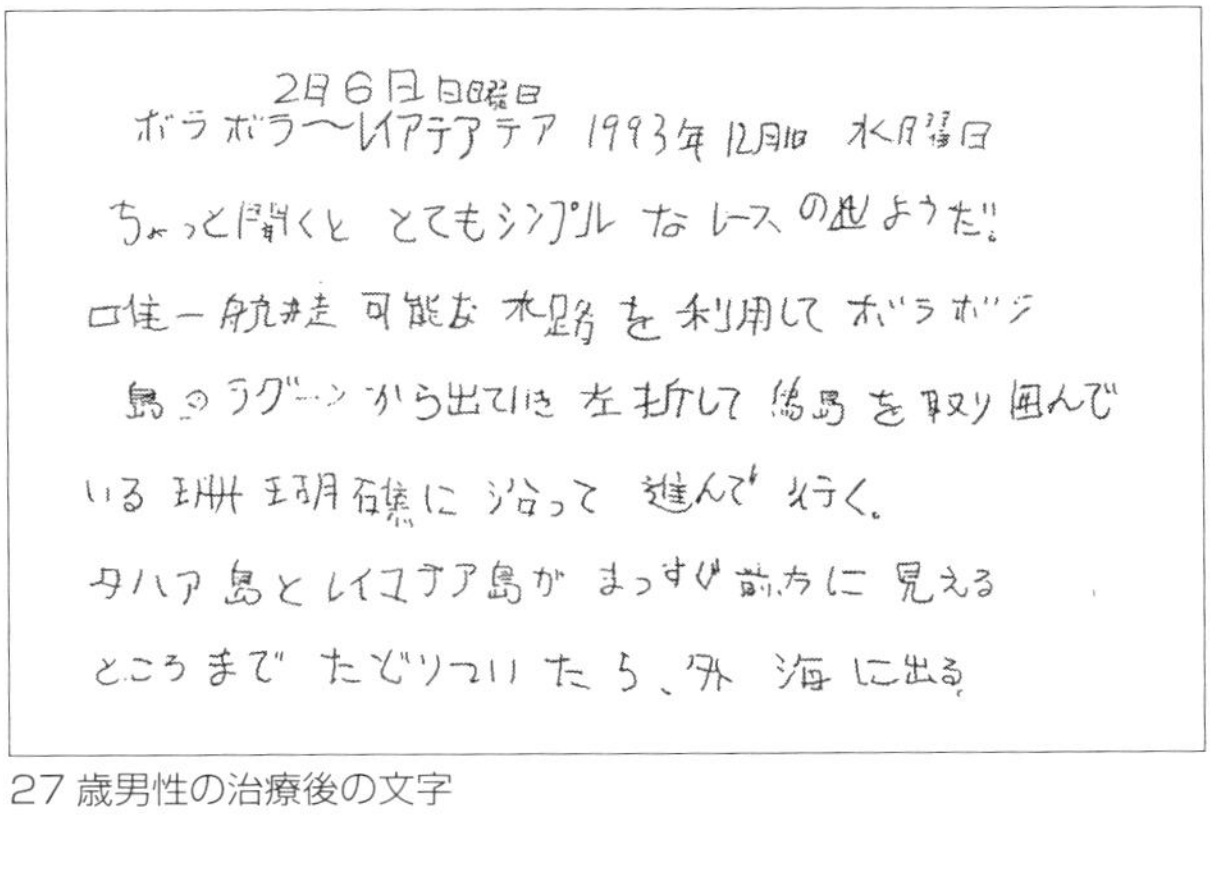
2月6日日曜日
ボラボラ〜レイアテアテア 1993年12月1日 水曜日
ちょっと聞くと とてもシンプル な レースの[illegible]ようだ!!
唯一航行可能な水路を利用してボラボラ
島のラグーンから出ては左折して[illegible]島を取り囲んで
いる珊瑚礁に沿って進んで行く。
タハア島とレイアテア島がまっすぐ前方に見える
ところまでたどりついたら、外海に出る。

27歳男性の治療後の文字

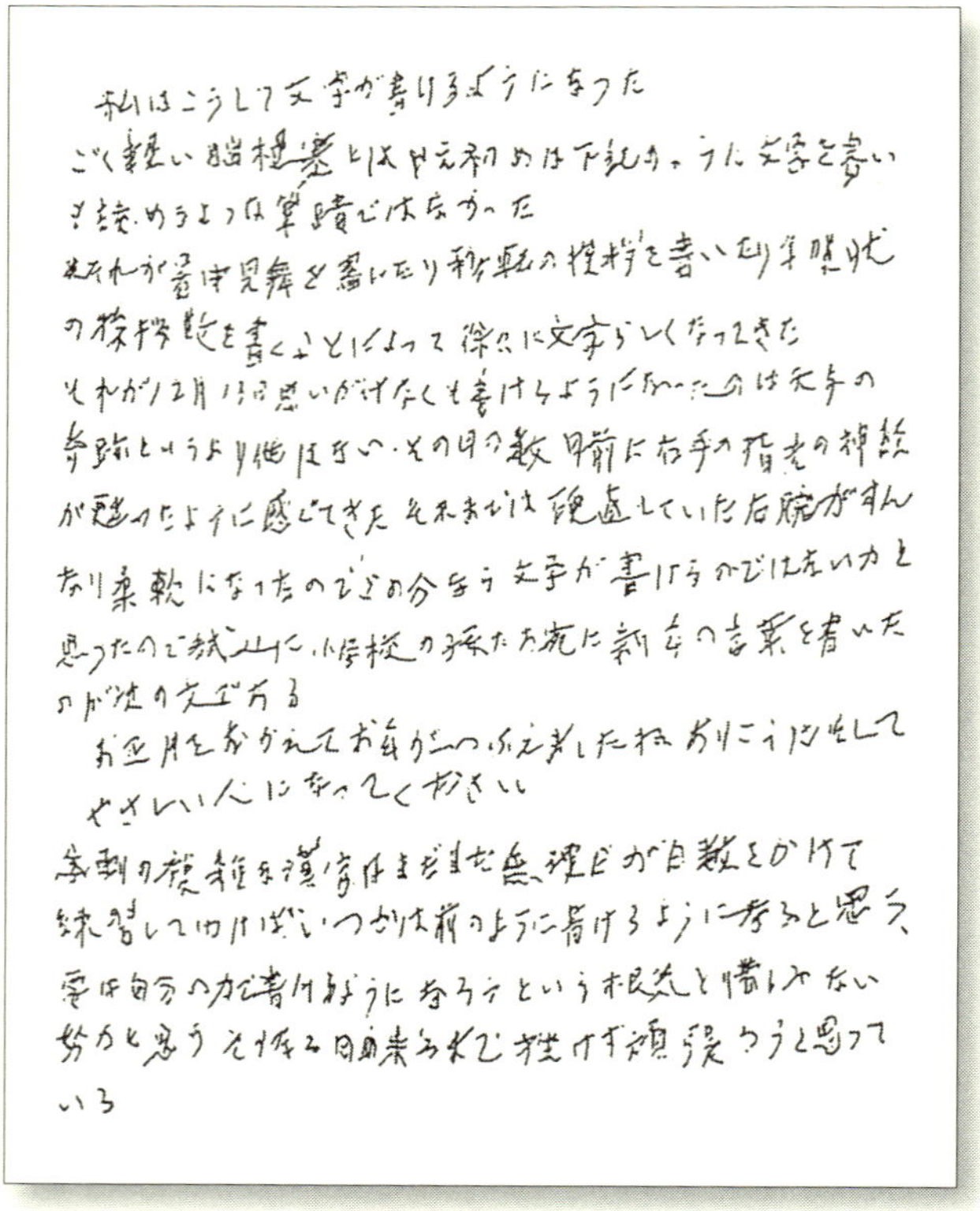

92歳男性の回復後の文章（内容次のとおり）
私はこうして文字が書けるようになった。
ごく軽い脳梗塞とはいえ初めは下記のように文字を書いても読めるような筆蹟ではなかった。それが暑中見舞を書いたり移転の挨拶を書いたり年賀状の挨拶文を書くことによって徐々に文字らしくなってきた。それが 12 月 13 日思いがけなくも書けるようになったのは天与の奇跡というより他はない。その日の数日前に右手の指先の神経が蘇ったように感じてきた。それまでは硬直していた右腕がすんなり柔軟になったのでこの分なら文字が書けるのではないかと思ったので試みに小学校の孫たち宛に新年の言葉を書いたのが次の文である。お正月をむかえてお年が一つふえましたね。おりこうにそしてやさしい人になってください。字割の複雑な漢字はまだまだ無理だが日数をかけて練習してゆけばいつかは前のように書けるようになると思う。要は自分の力で書けるようになろうという根気と惜しみない努力と思う。そうなる日の来るまで挫けず頑張ろうと思っている。

第5章

頭皮針治療の展望と可能性

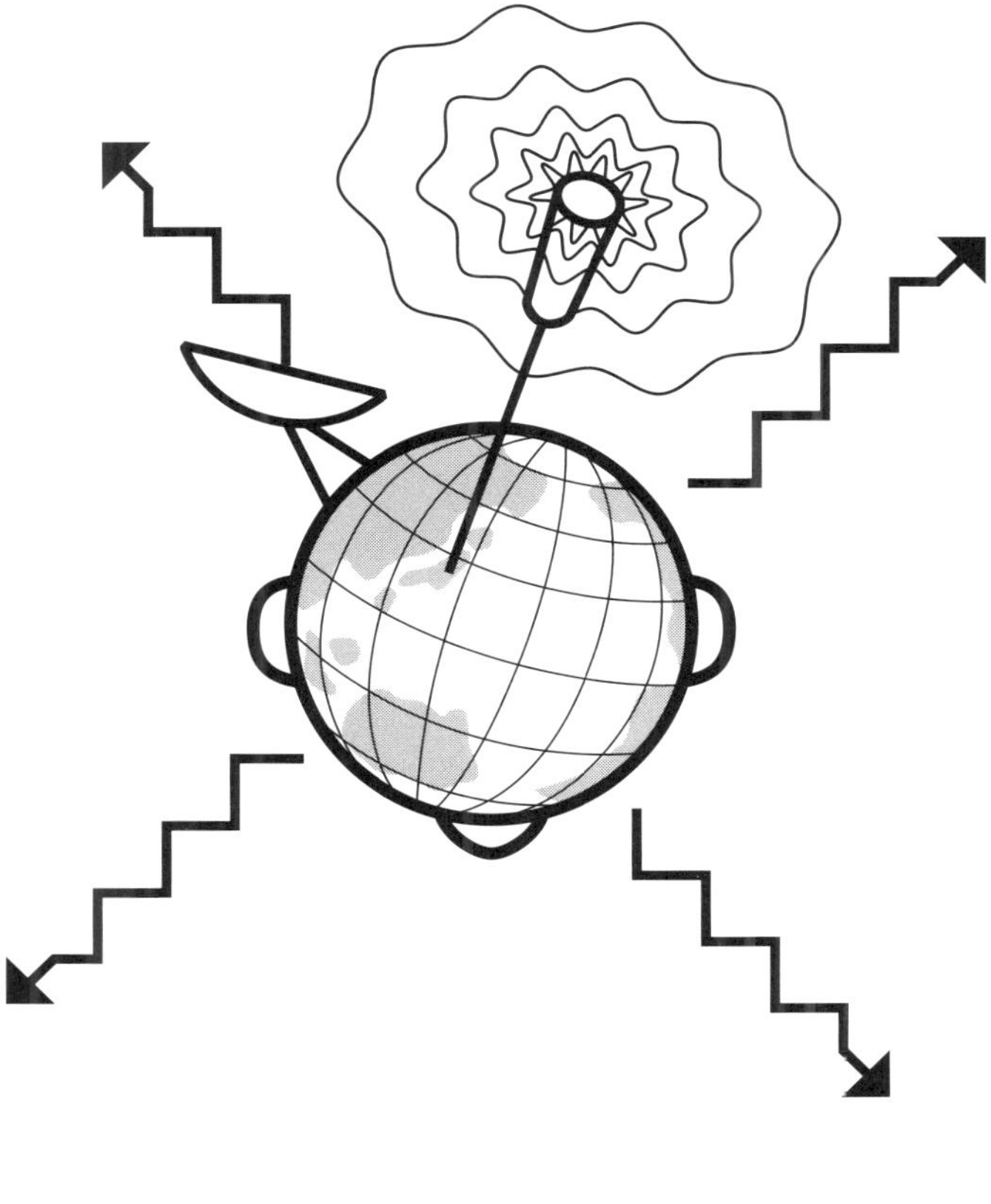

エネルギー医学から頭皮針を見る

心とエネルギー（気）の関係

頭皮針治療では、患者さん本人の「治りたい！」という気持ちがとても大切だということがとてもよくわかったと思います。菜花ちゃんのお母さんの「絶対に諦めない」という思いは、サーフィンで災難にあった小林さんのお母さんも、ご主人が片麻痺になった常盤さんの奥さんも同じようにお持ちでした。「きっとよくなる方法があるはずだ」と信じていました。脊椎損傷で下半身麻痺になった合津さんも、「このまま車椅子の生活なんか絶対に受け入れられん。必ず治ってみせる」と強い気持ちを持ち続けていたこと、そのことが奇跡的な回復につながったことは明らかです。

これでわかることは「気の持ちよう」がいかに大切であるかということです。一方、脱毛症ではその発症の大きな原因として、閻先生がいわれたように「ストレスによって起こる中枢神経の乱れが原因である」といえます。

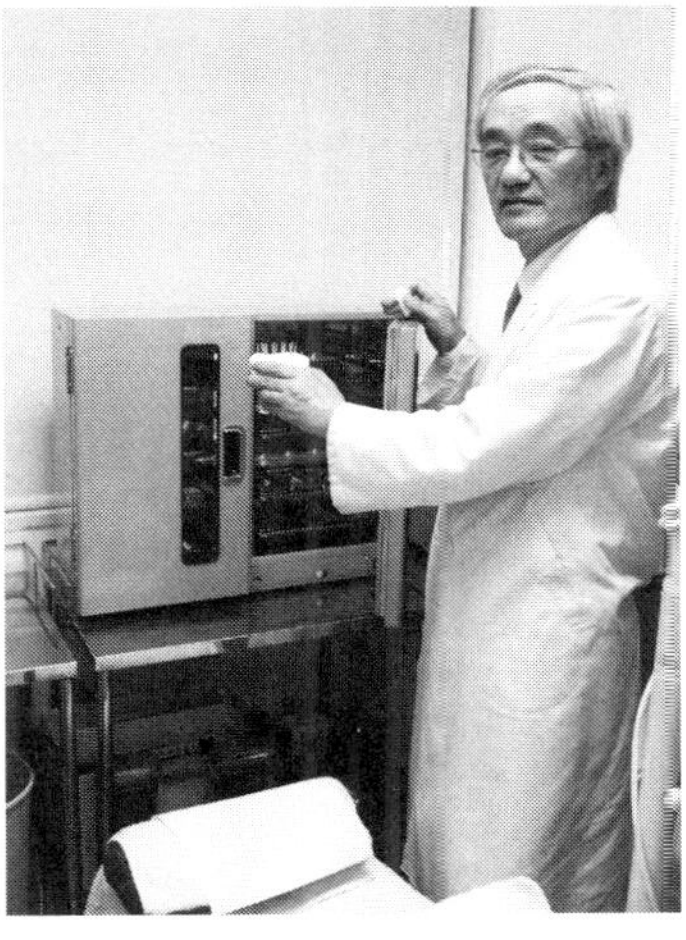

永野剛造医師
（渋谷区幡ヶ谷の永野医院にて）

心とエネルギー（気）の関係について理解しておくことが、あらゆる病いの治療にとって、とても大切なことだと思いますので、少し解説をしてみましょう。

病気を左右する心の働き

今の日本の医学は西洋医学一辺倒できましたから、下の図のように人を「身体」と「心」という関係で見ています。ご存知のように、心というのは皆さん持っていますが、実態としては目には見えません。現代医学は実態のないエネルギー（気）に関するものをすべて、ブラックボックスに押し込んでしまったのです。

エネルギーに関する見えないものを代表するのが「心」ですから、心の持ち方ひとつでエネルギーは大きく影響されます。極端なことを言うと「気は心」というように、すべてのエネルギーは心を通して作用するということになります。それくらい、心の状態が気の流れに影響することを理解しておきましょう。

次に円形脱毛で問題になるストレスについて、この病気を治す鍵なので簡単に説明しましょう。

一般にいうストレスは、ストレスを起こす要因ということでストレス

現代医学の「心、身体」観

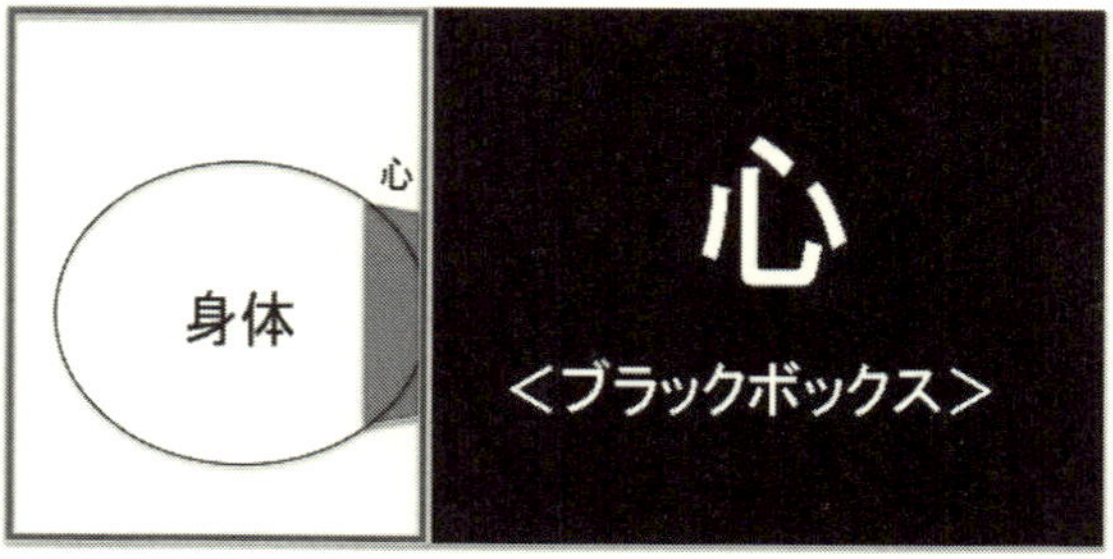

現代医学で扱うのは左側の身体が主で、心の部分はほんの少しを考慮するだけ。実際には心のあり方が病気を引き起こしていることが多く、そのメカニズムはブラックボックスに押し込まれたままだ。

因子（ストレッサー）といいます。まわりから見ると、とても大きなストレスと思えることをやすやすとやってしまう人、大したことないことに大きなストレスを感じる人、この違いはどこから生まれるのでしょう。

ストレスというのはストレス因子とその人の心のバランスが崩れたときに生まれるものなのです。

ですから大きなストレス因子があってもそれを吸収してしまう心の大きさがあれば、それはストレスにならないし、その逆が起これば小さいことでもストレスになるのです。

このような心の働きが、病気の治療に対してとても大きな力を持つということを理解していただきたいと思います。

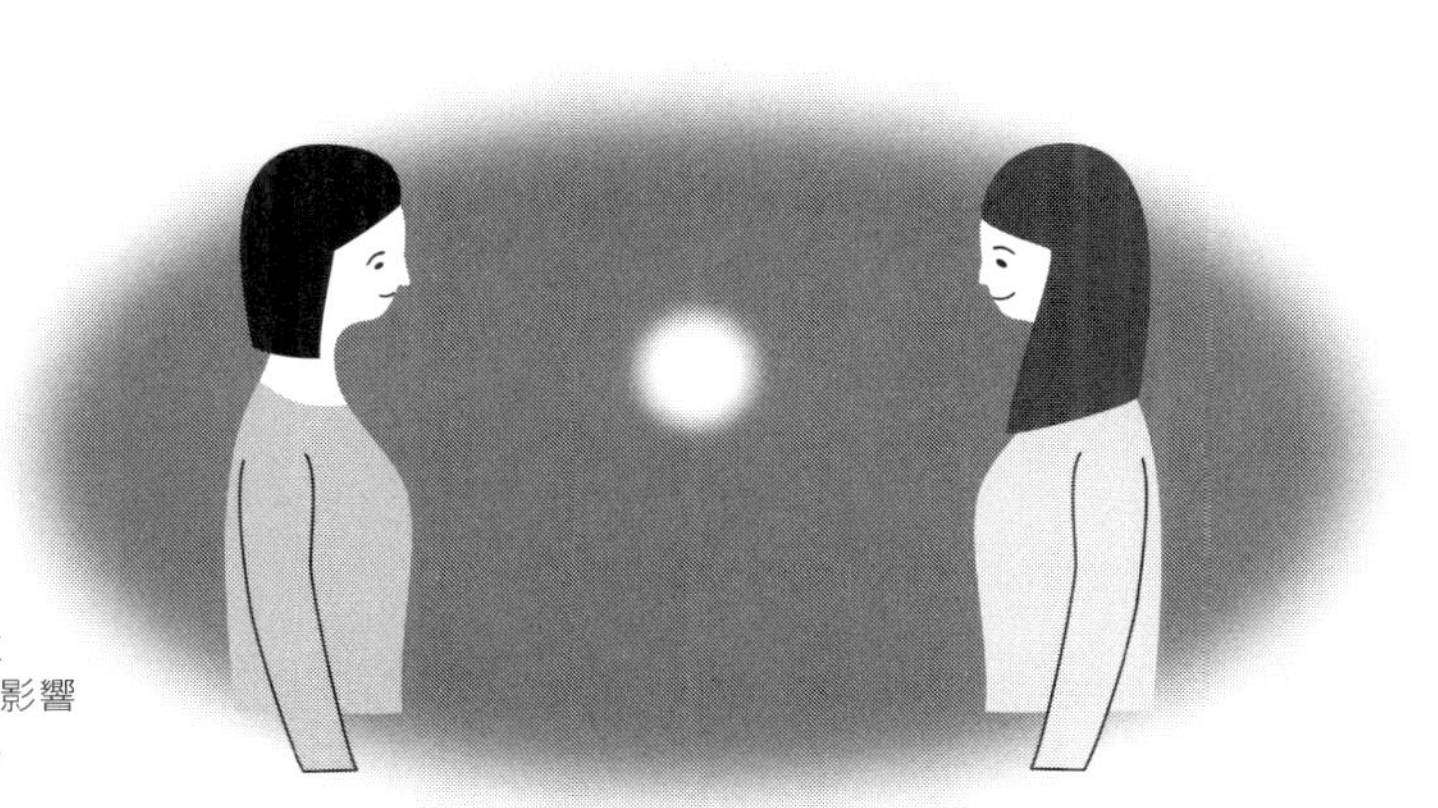

心の状態は
「気」の流れに
ダイレクトに影響
を及ぼします。

頭皮針の大きな可能性
～佐山歯科医院からの手紙～

私・永野の治療を受けたことがある佐山彰一歯科医師が頭皮針について見解を語ってくれました。佐山歯科医師はエネルギー医学にも造詣が深い方です。

佐山彰一氏からの手紙

現在の歯科治療では、悪くなった歯を患者さんの意向を聞いてから「残す」という選択をするのが普通です。

通常、歯の生えているところというのは、じつは気が交錯する場所なのです。病巣のある歯を残しておくということは、毒針が打ち込まれているということと等しいのです。この意味で日本の歯科治療はやや後れをとっているといえるかもしれません。歯を残すとき詰める材質の中にも水銀が使われているなど有害なものもあります。

悪くなった歯は抜いてしまうのがよいと思っています。

実感した頭皮針の効用

私・佐山が頭皮針を打ったときの実感をお話しましょう。

頭皮針により、ただちに体全体が軽く感じられるようになります。私の場合、約24時間、鍼を留置していたのですが、その間とその後1～2日、握力はアップしたままでした。

加えて脳の活動も活発になっていたような気がしています。

一部の疾患に頭皮針治療が有効であることは当然のことと思います。また、たとえばスポーツ選手に頭皮針の効用や効果を応用してみると、成績が向上するだろうと感じています。

ちなみに鍼の材質の違いにより、効果に影響を与えます。ある程度不純物を含む針のほうがより効果を引き出す可能性があります。

針に生理活性物質を塗布して用いることで新たな効果が引き出せるかもしれません。

目に見えない素粒子の世界

① 頭皮針を打つことにより、下の図のように、百会から8方向に

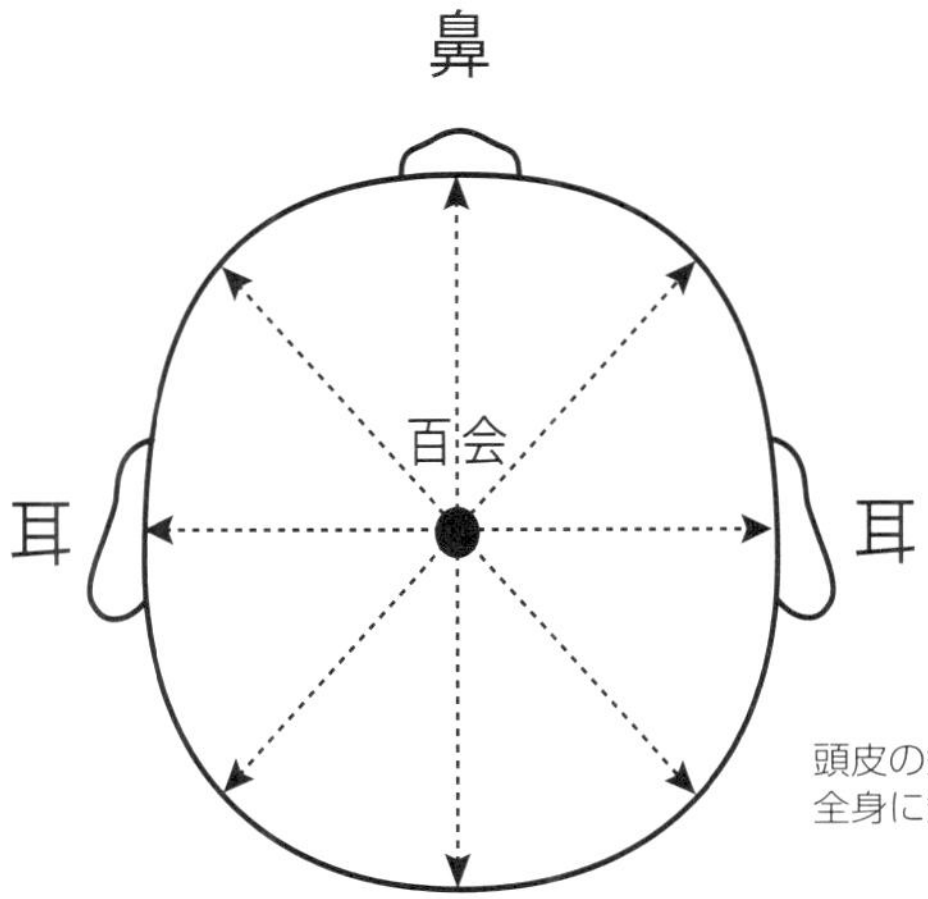

頭皮の針の刺激により
全身に気が流れ始める

エネルギーが流れ始めます。体表面を流れ、左右それぞれ足裏の土踏まずに達すると前後左右4本のエネルギーが1つになります。左右の足裏土踏まずで一緒になったエネルギーは下肢の内側を上昇し、会陰に入り、1つにまとまっていきます。その後、腹部に入り背骨の後側に進んでいきます。さらに背骨に沿って上に進み、脳に到達します。脳に至ったエネルギーは脳を網目状に包み、脳全体がマッサージされるかのごとく、刺激されるのです。

② 頭皮針を打つことによる疼痛は全身に刺激を与えます。当然のことですが、脳にもおおいなる刺激となります。

③ 頭皮針により炎症反応が引き起こされその反応が脳全体を刺激します。

④ 物理学者、デヴィッド・ジョセフ・ボームがいうように、私たちがよく知っている物質的な世界（明在系）の背後に目で見ることができないもう1つの世界（暗在系）があり、2つの系は相互に影響を与えあっています。暗在系はさまざまな質のエネルギーに満ちています。私たちはそれを取り込むことにより生命を維持しています。したがってこのエネルギーが途絶えると死に至ります。頭皮針は、暗在系のエネルギーのとりこみを活発にする作用があるのでは

デヴィッド・ジョセフ・ボーム　1917～1992年。物理学者。アインシュタインと共同研究をしたことで有名。内蔵秩序＝暗在系、顕前秩序＝明在系の存在を論じ、全宇宙は宇宙の地平面上に描かれた二次元の情報構造をもつとする「ホログラフィック理論」を提唱した。頭皮針治療を行うことにより、ボームのいう「暗在系」からエネルギーが送りこまれているのだろうか。

ないかという仮説をもっています。全身の細胞のはたらきが活発になるのはそのためです。以上により、壊死してしまった部分にはあまり効果がないようですが、脳疾患により眠った状態になってしまった脳細胞は活性化してきます。

リハビリテーションとの併用についての展望

福島県大熊町の私の医院（佐山歯科医院）に永野先生が1年以上、通ってくださっていた時期があります。そこで頭皮針治療を直接、見ることができました。

その経験から、リハビリの場でこの鍼治療が併用されたならば、多くの患者さんの役に立つことができることを確信しました。

もちろん、さまざまなケースがありますので、この治療法で効果が出ない方もいらっしゃるかもしれません。しかし同時に「回復の見込みがない」と告知された方の中からよくなる人が出てくることでしょう。

このようなとても効果的な治療方法であっても現在の医療制度のもとでは、リハビリの場にそう簡単に持ち込むことは難しいだろうと考えています。

今の医療制度が崩壊したときには、安全でわずかな費用でじゅうぶんな効果を引き出す治療方法は注目されるでしょう。
このようになってはじめて、リハビリの場で用いられるように思います。その「とき」は意外と早くやってくるかもしれません（以上、佐山歯科医師の手記より）。

50年後を見据えた「健康学」創出を

目には見えないミクロの素粒子は、これ以上分割できない物質の単位です。素粒子は、明在系と暗在系の間を自由に行き来できる物質であるといいます。この2つの系の概念については物理科学者だけでなく芸術家や文学者の中にも言及している人は多くいます。

また素粒子は「見ている人」「観察している人」を意識するといわれています。また、量子論では、素粒子とは「粒子」であると同時に「波動」でもあります。粒子性は姿形、波動性は性質・機能で、1つの存在はそれら2つの側面から成り立っています。

すべてのものは異なる二極性でできているというと、東洋思想の「陰陽」（111頁参照）を思い出しませんか。「気」の医療である「頭皮針」は未来の医療の一角を担う一つの治療法であることに気づきます。そしてエネルギー医学はそれらの核をなすものとなるはずです。

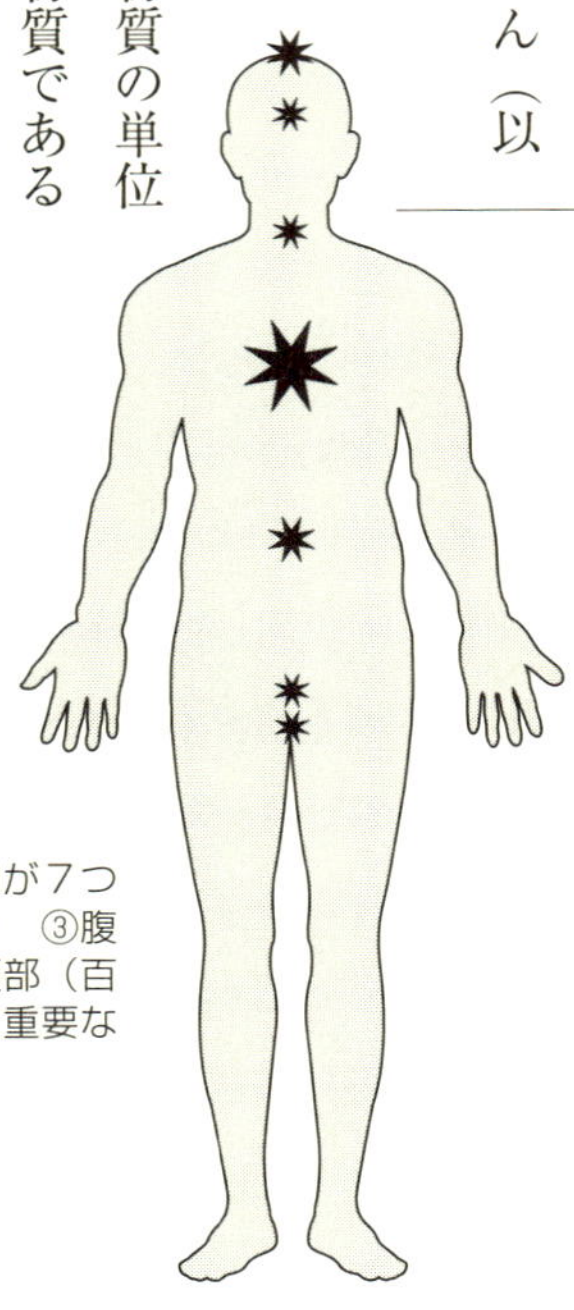

人体にはエネルギー（気）の出入口が7つある。①そけい部　②生殖器あたり　③腹部　④胸　⑤のど　⑥眉間　⑦頭頂部（百会）これらは東洋医学でも伝統的に重要なツボとされている。

第**6**章

治療・図説篇

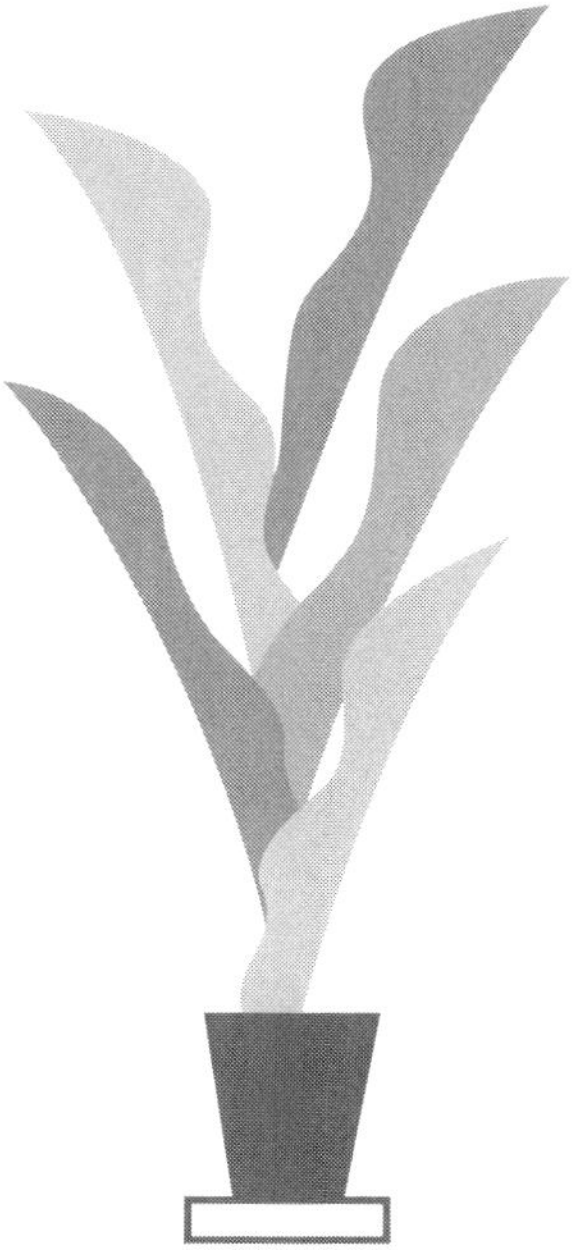

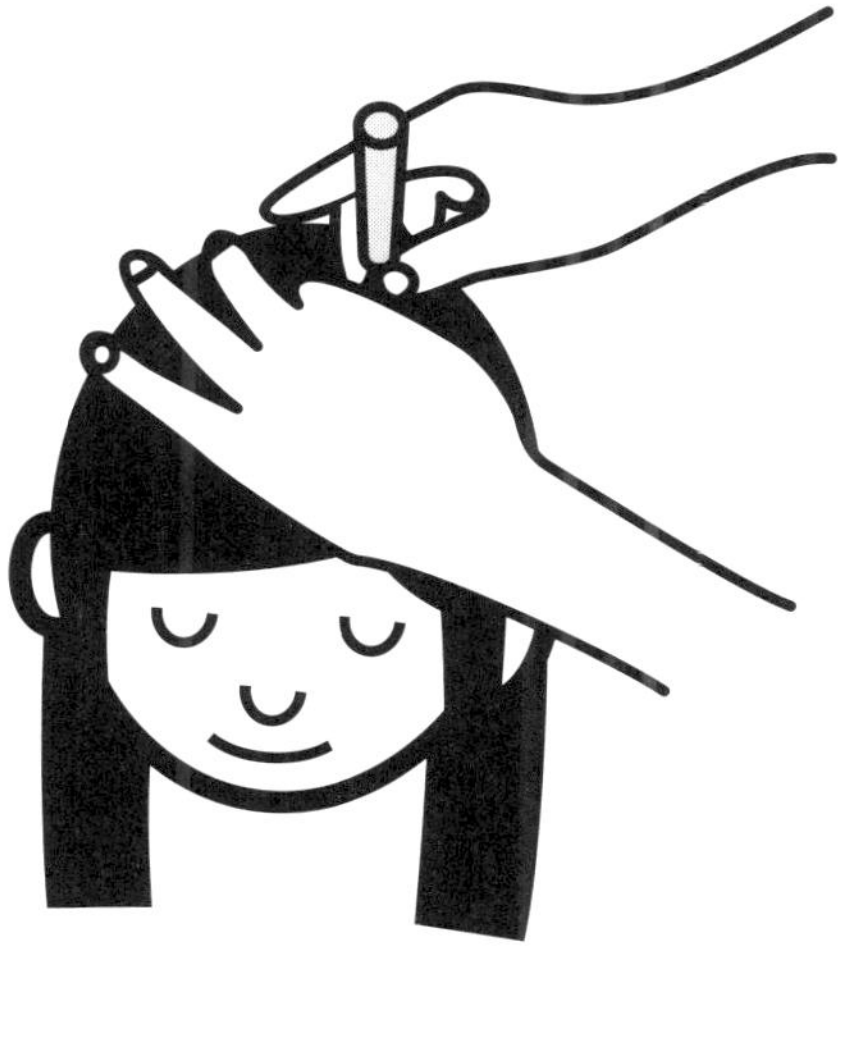

頭のツボを解説しよう

・頂枕帯……四等分され、高いところ（上）から「頭頸部」「背部」「腰部」「仙骨部・会陰部」のツボにあたります。頸椎症や腰筋群損傷などの病気に適用されます。

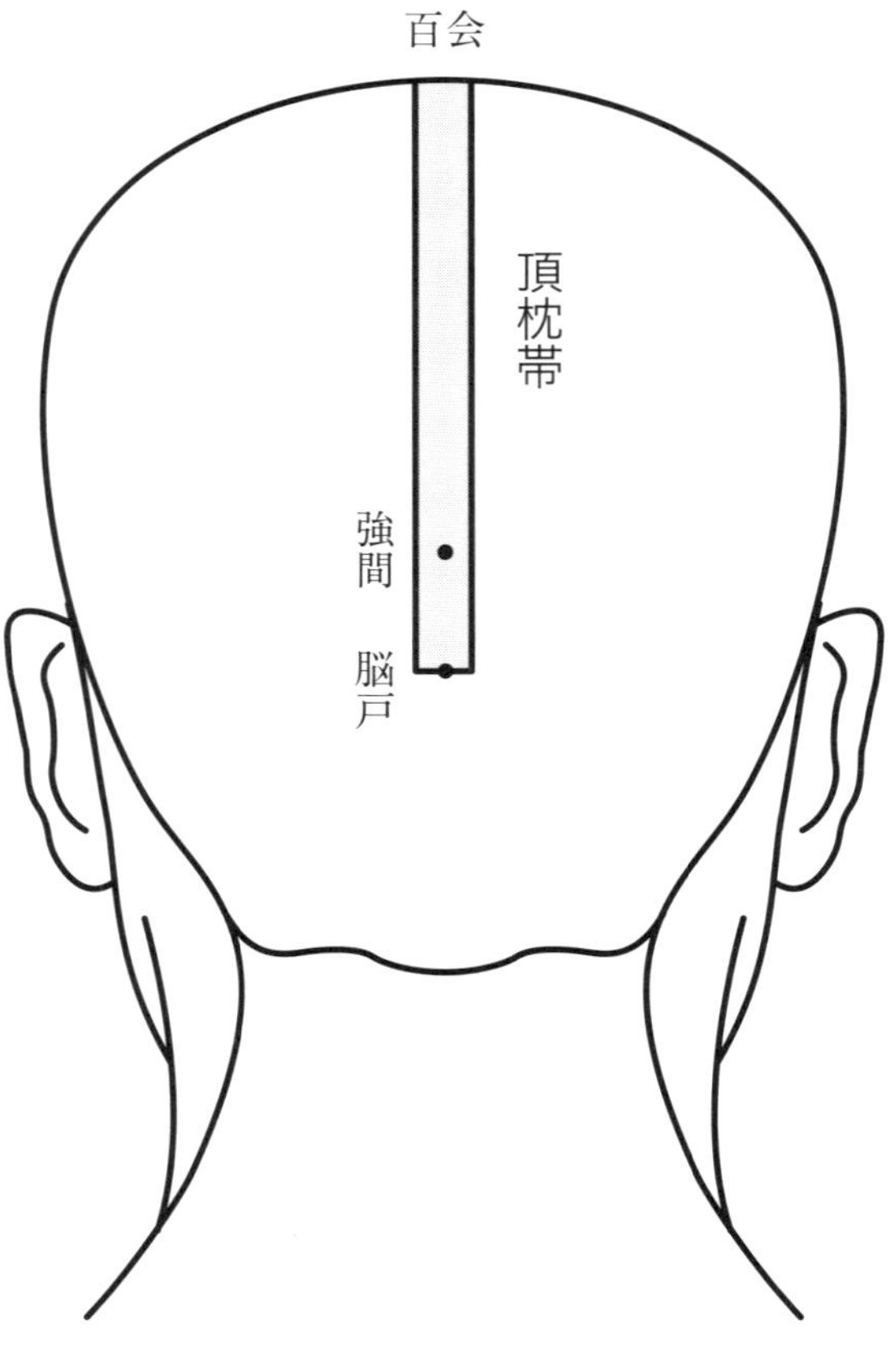

・頂結前帯……股関節、臀部の病気に適用。坐骨神経痛にもよい。
・頂結後帯……肩関節、頸部のツボに相当。肩関節損傷や肩関節周囲炎、頸椎症などに適用されます。
柏木菜花ちゃんの場合、額頂帯の前側の基本の二つのツボに刺針しました。

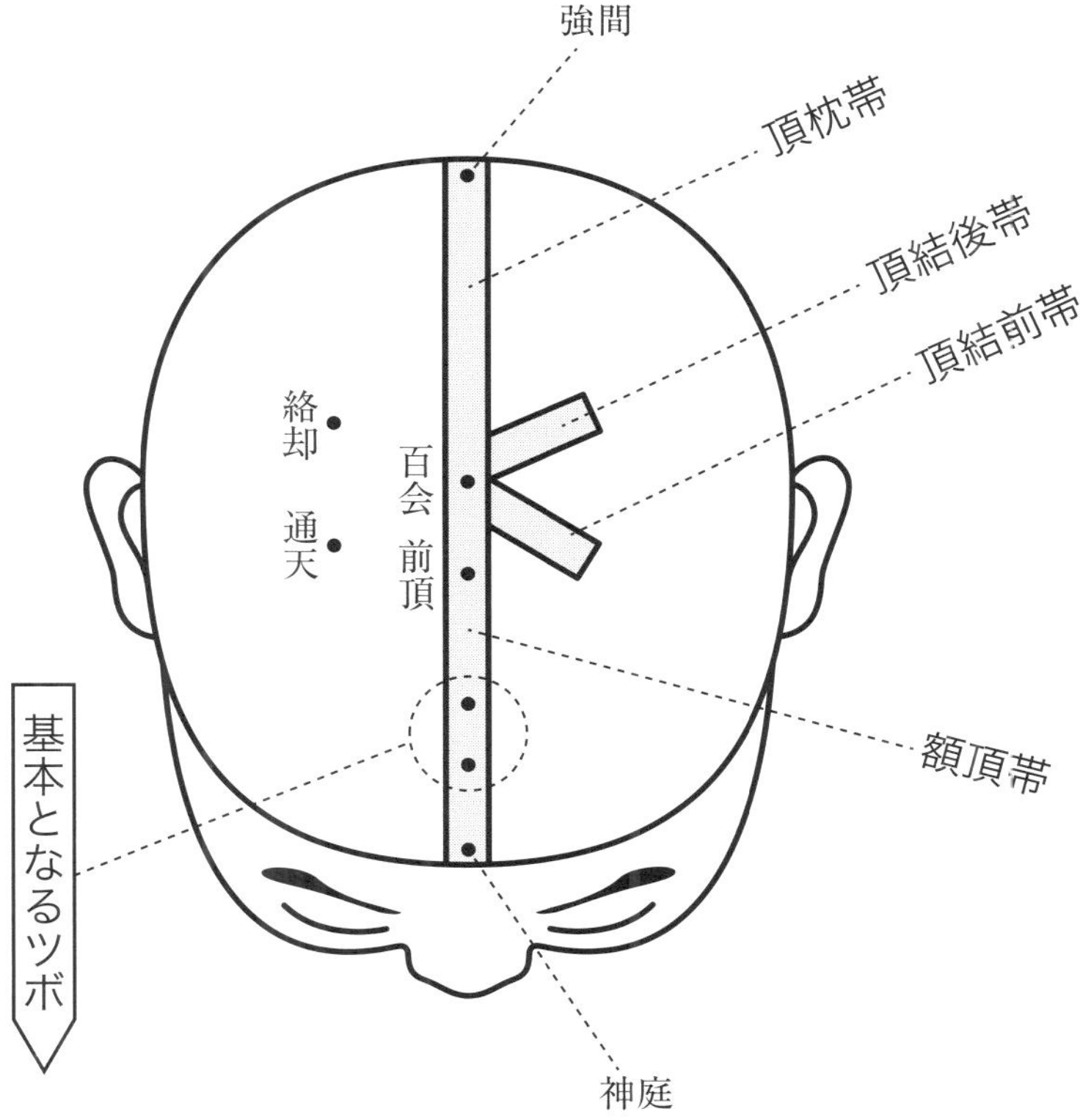

・額頂帯……四等分され、前から順に「頭部顔面」「胸部」「上腹部」「下腹部」のツボとなります。麻痺の治療に使われます。

塚本慈光さんの場合には、この額頂帯と次頁の頂顳帯に計 10 本の刺針を行いました。

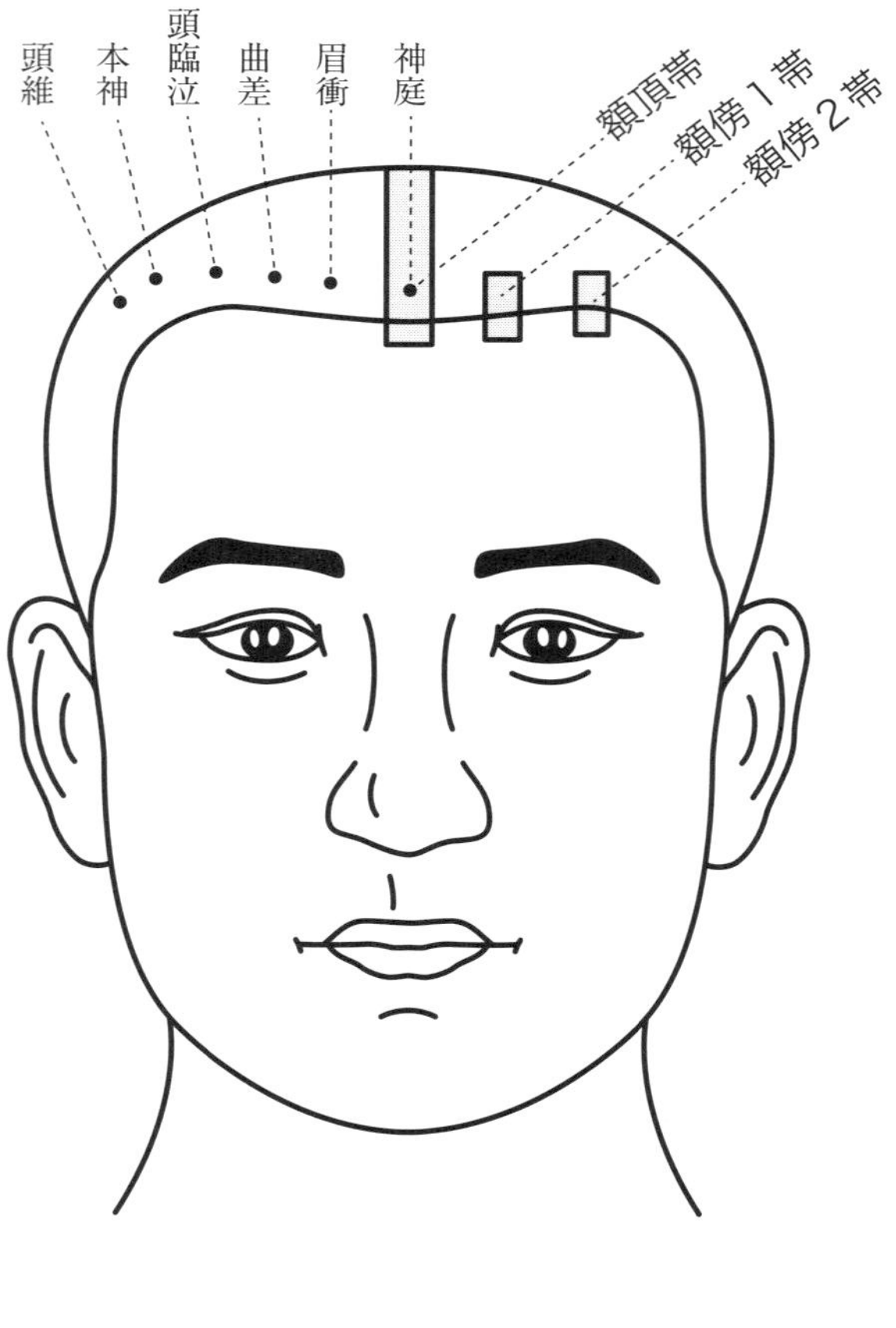

・頂顳帯……三等分され、高い方（上）から「下肢」「上肢」「側頭部・顔面部」の病気の治療に使われます。麻痺の治療にも使われます。
・顳後帯……耳なり、偏頭痛、目眩など症状の治療に使われます。
・顳前帯……顔面神経麻痺、口腔疾患、運動性失語症などに効能を発揮します。

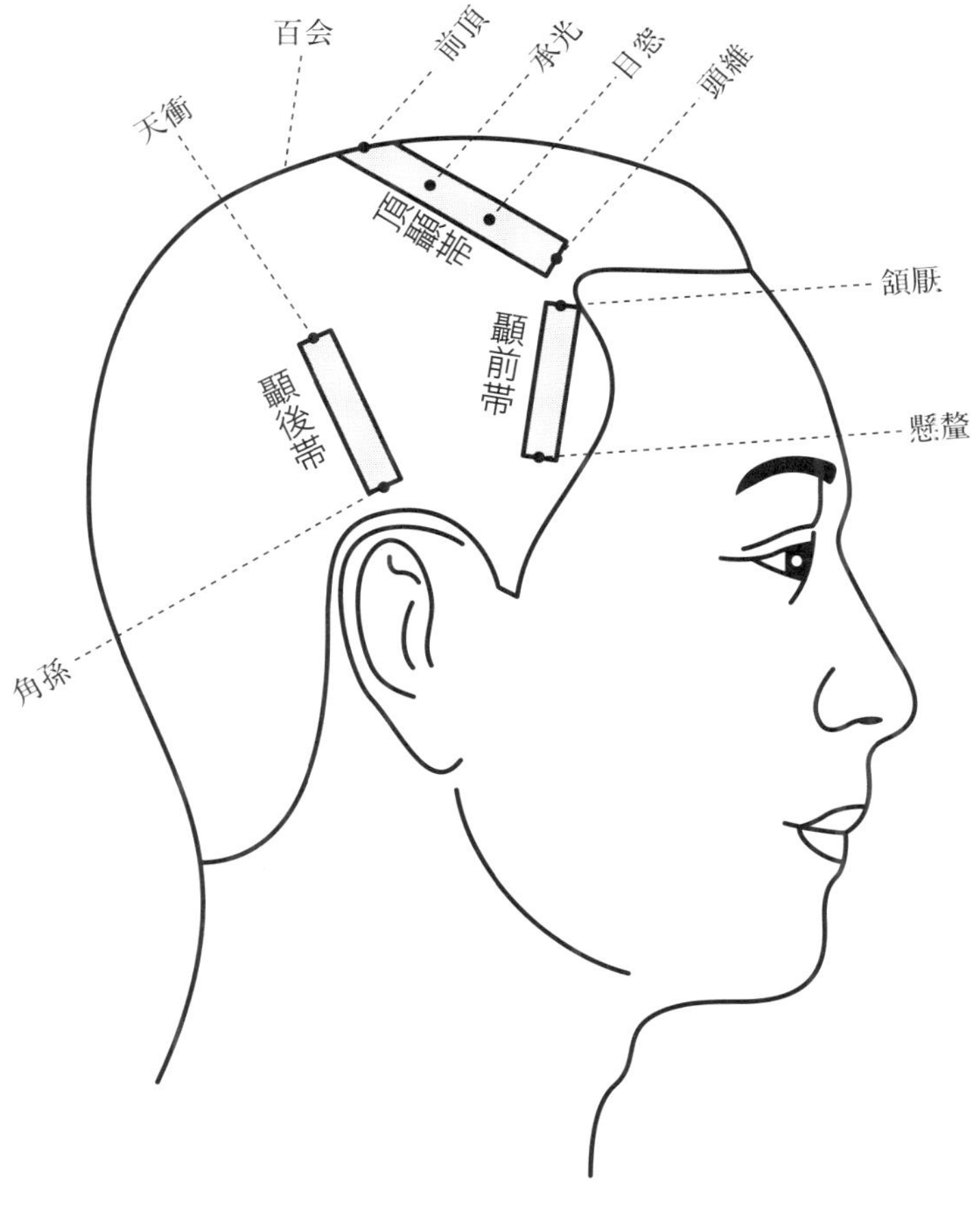

基本となる２つのツボ

後　　前

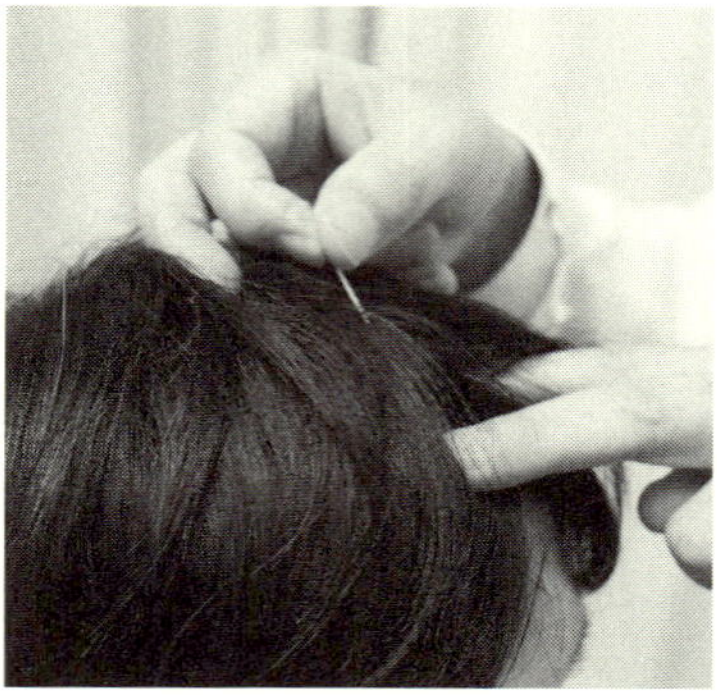

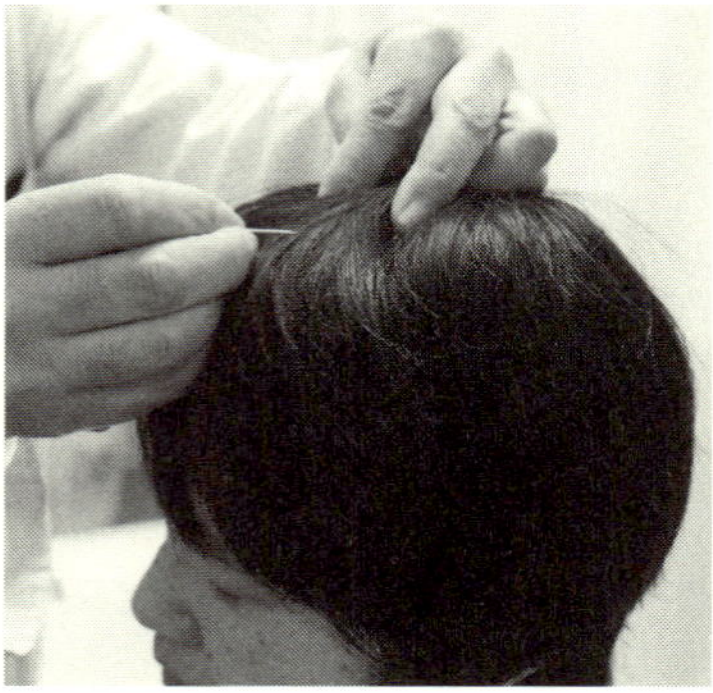

額頂帯には、基本となるツボが２つあります。刺すときの角度は前と後では傾斜の方向が逆になります。

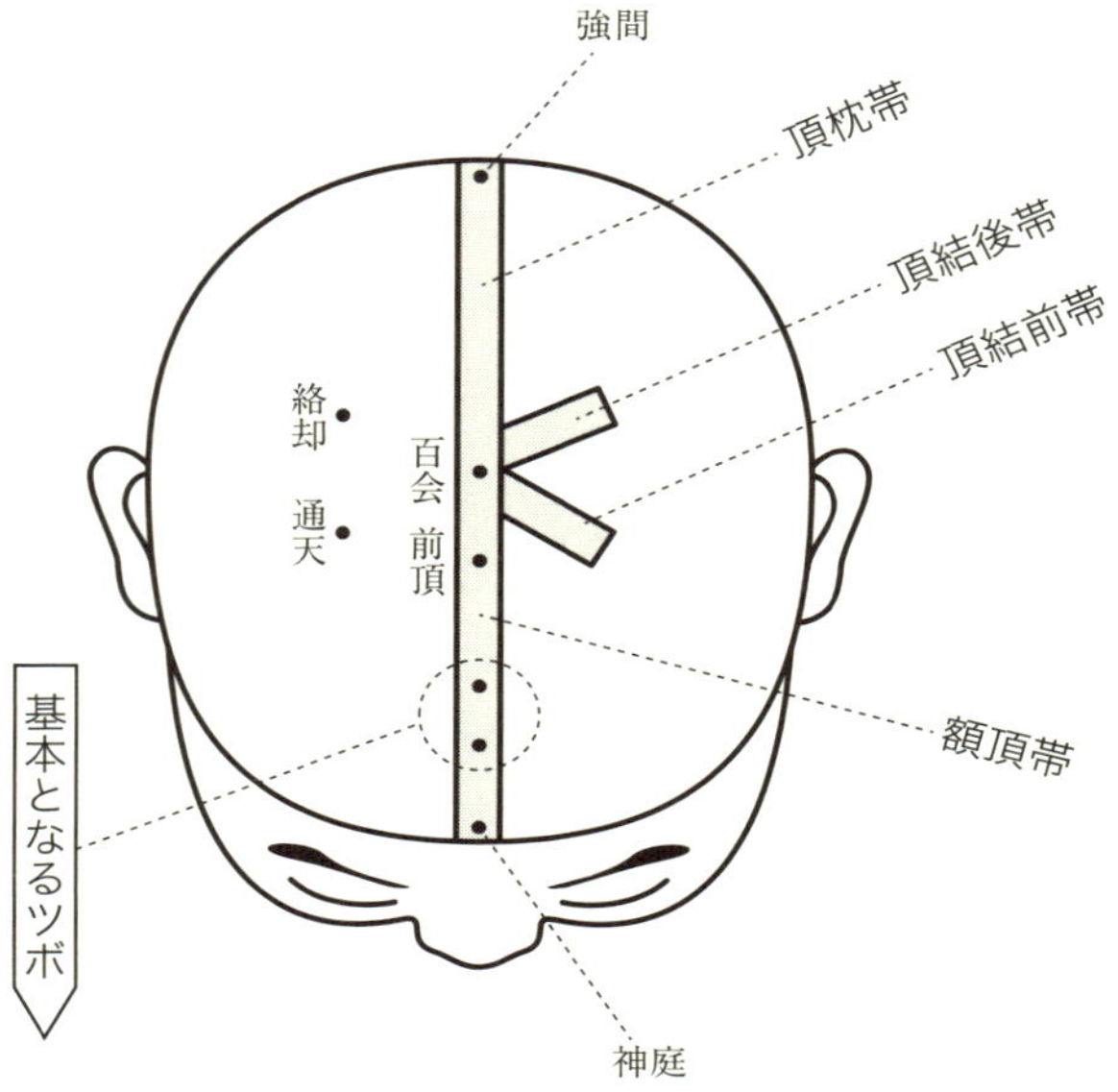

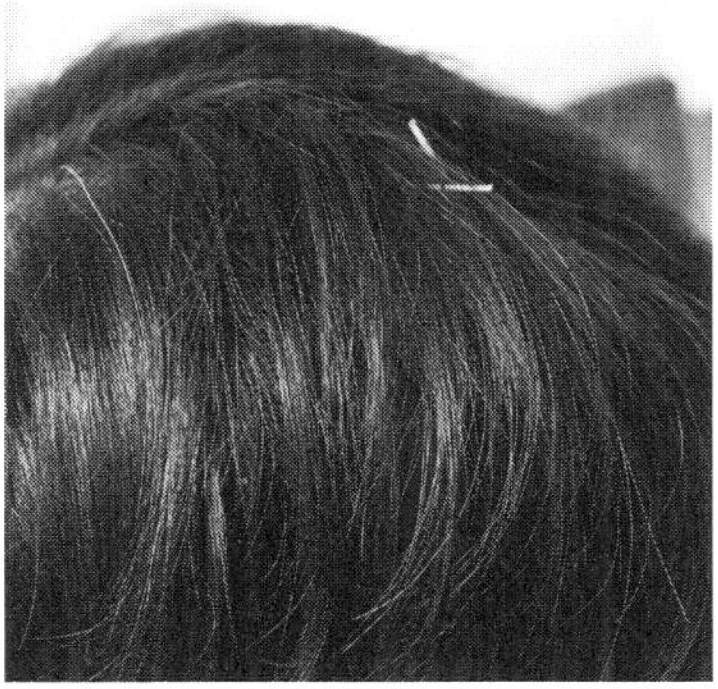

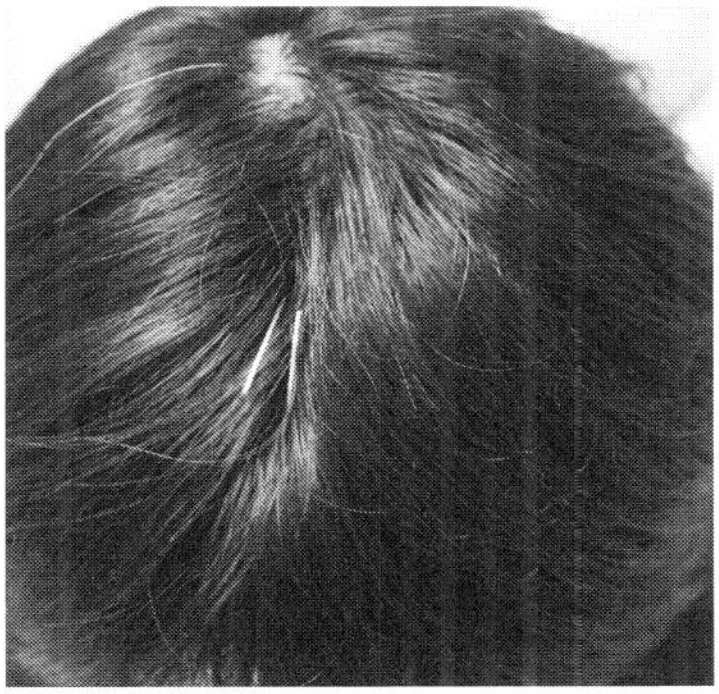

基本のツボに刺針したときには写真のように見えます。24時間置針をすれば効果が実感できます。子どもにはまず基本のツボを用います。子ども用の短い針もあります。

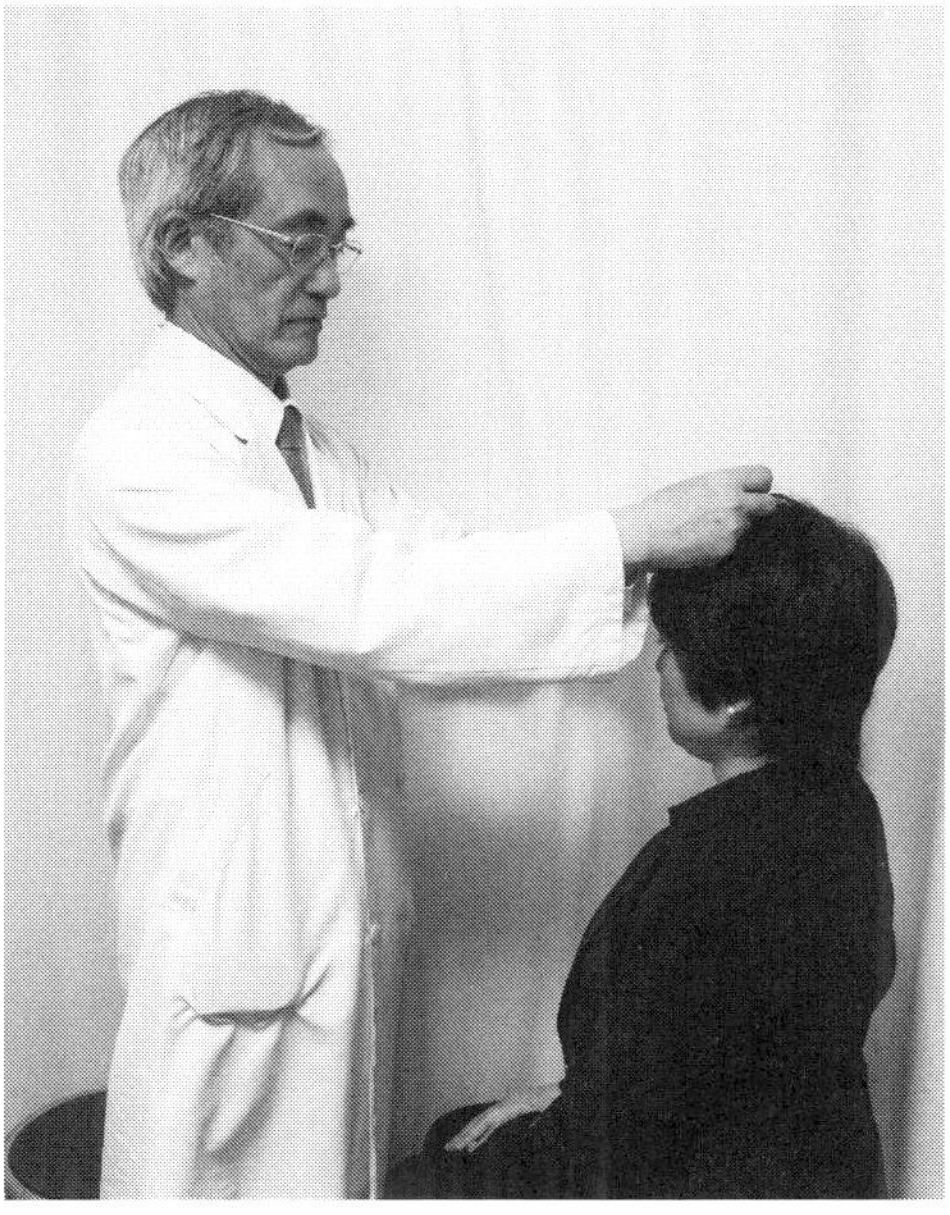

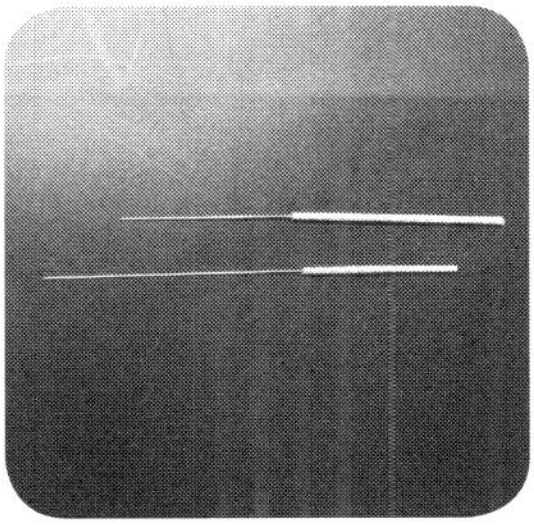

子ども用の針（上）
大人用の針（下）
写真右の部分が柄になつます。

あとがき

人間は、自分はもちろん家族、仲間といった愛する人びとの病気を治そうとして、困難や犠牲をときに伴いながら、さまざまな創意工夫を重ねてきた歴史があります。

時代のステージが進むと、人を癒すことが得意な人、薬草を見分けられる人の中から医術者が生まれ、感謝と尊敬を集めました。

医術者たちは、その中で有効な治療法を見出したり、特効薬となる薬草や物質を発見したり、なぜ治るのか医術者でさえわからないような「奇跡」を体験することもあったでしょう。

文明が進むにつれて、医療の方法や医療者としての資格も体系化され、現在、その内実は「科学的に実証されたものだけを正統とする」「わからないことには踏み出さない」という風潮が当たり前になってきています。

その結果、皮肉なことに、治療法の幅がだんだん狭くなってしまい、必要な人に必要な医療が届かないという現状も生まれてきています。

しかし、人の生命を扱うはずの医療が本当にそのようであってよいのでしょうか。人間にはまだまだわからないことがたくさんあるはずです。

古来の医術者は、目の前で苦しむ人を救おうと思うとき、わかっていることだけを適用したのでしょうか。リスクを冒さないことがあったのでしょうか。もっと必死になって治療にあたったのではないでしょうか。

各国を見渡すと、伝承されてきた民間療法の中にもよく効くものはあります。

そして、「気」の医療の元祖といえる東洋医学は、それらが詰まった宝庫です。

こうした古来の知恵を遡る医療に加え、未来の医療のあり方を考える分岐点にきているのが「今」です。

未来の医療のあり方、その萌芽を大切に守り伝える責任が今、生きている私たちにはあるのではないでしょうか。

知らないことをすぐに否定せず、また盲信もせず、そのニュートラルな姿勢を保ちながら、もっと両手を伸ばして、真の叡智を求める時代に来ているのです。

治らないはずの彼があんなふうに蘇るとは……

献身的な愛が死の瀬戸際からの生還を支えとしか考えられない……

人が生還するとき、えもいわれぬ不思議な感覚を覚えた……

「未来の医療」として、人間を支えるエネルギーの存在は、現在の科学では説明がつきませんが、無視できないものであるとは、医療者の誰もが、日常の臨床の中で、じつは気づいていることかもしれません。

「頭皮針療法」は「医療」という広大な宇宙のほんの一角にあるものです。

医療者としてまた治療を受ける者として、その一角を体験してみることは、病気を治すことだけにとどまらず、自分の可能性を広げてくれるものになるに違いありません。

本書の刊行にあたり、頭皮針治療が広がるようにと、実名での取材に快く応じていただいた皆様（柏木友美さん、塚本慈光さん、合津洋一さん、常盤陽一さん、常盤なみ子さん、小林登代子さん、佐山彰一先生）、関連論文の共同執筆者の皆様にこの場をお借りして心よりお礼を申し上げます。また三和書籍 編集部の佐藤麻由子さん、高橋考社長にも感謝いたします。

２０１４年５月

永野剛造

引用文献

『エネルギー医学で病気を治す』（コスモの本）２０１２年

主要参考文献

『朱氏頭皮針』（東洋学術出版社）１９８９年
『全身の病気を頭を刺せば治る』（徳間書店）１９８９年
『髪が頭のツボで蘇った』（二見書房）１９８７年

【著者】

永野　剛造（ながの ごうぞう）

1950年、4人兄弟の末っ子として東京都に生まれる。周囲の人たちに可愛がられ、のびのびと育った少年時代には、日が暮れるまでサッカーに熱中（サッカーがまだメジャーになる前の時代）。やがて医者の子として自然の流れで医師を志し、慈恵医科大学に入学、1975年卒業。慈恵医大麻酔科、富士中央病院麻酔科（部長）などを経て1992年、渋谷区幡ヶ谷に永野医院を開業する。自由診療制をとり、西洋医学に「針」などの東洋医学を併用した治療を始める。頭皮針療法に波動療法や自律神経免疫療法を加えることにより、円形脱毛症やアトピー性皮膚炎などの治癒症例は膨大。脳血管障害の後遺症にも頭皮針を含めた統合医療を活用し、精力的に研究を続けている。「生まれ変わっても医者になり、この研究を完成させたい」と願うのは、ハマると徹底的に追究する一途な性格の表れか。お酒は呑まず、会話を楽しみながらゆっくり料理を味わうことが好き。一番の好物は日本料理。患者さんからは最近、「先生と話すとリラックスできる」と言われることが多いとか。自律神経免疫治療研究会会長。

命をひらく頭皮針

未来型治療で難病克服!!

2014年6月10日　第1版第1刷発行

著　者　永　野　剛　造

発行者　高　橋　　考

発　行　三　和　書　籍

〒112-0013　東京都文京区音羽2-2-2

電話 03-5395-4630　FAX 03-5395-4632

info@sanwa-co.com

http://www.sanwa-co.com/

印刷／製本　日本ハイコム株式会社

ISBN978-4-86251-165-2 C3047

本書の電子版（PDF形式）は、Book Pub（ブックパブ）の下記URLにてお買い求めいただけます。

http://bookpub.jp/books/bp/393